AF893743

Funktionelle Dyspepsie

Einfluss osteopathischer Interventionen auf Beschwerdesymptomatik und Lebensqualität

1. Auflage

Tom Gierlichs, D.O. MSc. Ost. Med.
Private Clinic for Osteopathic Medicine
Marthashof 12
10435 Berlin

ELSEVIER
URBAN & FISCHER

URBAN & FISCHER München

Zuschriften an:
Elsevier GmbH, Urban & Fischer Verlag, Hackerbrücke 6, 80335 München

Wichtiger Hinweis für den Benutzer
Die Erkenntnisse in der Medizin unterliegen laufendem Wandel durch Forschung und klinische Erfahrungen. Herausgeber und Autoren dieses Werkes haben große Sorgfalt darauf verwendet, dass die in diesem Werk gemachten therapeutischen Angaben (insbesondere hinsichtlich Indikation, Dosierung und unerwünschter Wirkungen) dem derzeitigen Wissensstand entsprechen. Das entbindet den Nutzer dieses Werkes aber nicht von der Verpflichtung, anhand weiterer schriftlicher Informationsquellen zu überprüfen, ob die dort gemachten Angaben von denen in diesem Werk abweichen und seine Verordnung in eigener Verantwortung zu treffen.
Für die Vollständigkeit und Auswahl der aufgeführten Medikamente übernimmt der Verlag keine Gewähr.
Geschützte Warennamen (Warenzeichen) werden in der Regel besonders kenntlich gemacht (®). Aus dem Fehlen eines solchen Hinweises kann jedoch nicht automatisch geschlossen werden, dass es sich um einen freien Warennamen handelt.

Bibliografische Information der Deutschen Nationalbibliothek
Die Deutsche Nationalbibliothek verzeichnet diese Publikation in der Deutschen Nationalbibliografie; detaillierte bibliografische Daten sind im Internet über http://www.d-nb.de/ abrufbar.

1. Auflage 2016

Der Urban & Fischer Verlag ist ein Imprint der Elsevier GmbH.

17 18 19 20 21 5 4 3 2 1

Dieses Buch enthält auch Links auf externe Webseiten Dritter. Auf die Inhalte dieser Webseiten haben wir keinen Einfluss, da es sich nicht um unsere eigenen Inhalte handelt. Für die Richtigkeit der über die Links erreichbaren Inhalte ist der jeweilige Anbieter verantwortlich. Wir übernehmen daher keine Garantie für deren Richtigkeit, Vollständigkeit und Aktualität. Eine Überprüfung der Inhalte der von uns verlinkten externen Seiten ohne tatsächliche und konkrete Anhaltspunkte für einen Rechtsverstoß leisten wir nicht. Falls uns aber entsprechende Hinweise bekannt werden, werden wir unverzüglich eine Überprüfung, soweit möglich, einleiten und die dabei erzielten Ergebnisse bei Neuauflagen berücksichtigen.

Um den Textfluss nicht zu stören, wurde bei Patienten und Berufsbezeichnungen die grammatikalisch maskuline Form gewählt. Selbstverständlich sind in diesen Fällen immer Frauen und Männer gemeint.

Planung und Lektorat: Alexandra Frntic, Ulrike Kriegel
Herstellung: Ulrike Schmidt
Satz: abavo GmbH, Buchloe/Deutschland; TnQ, Chennai/Indien
Druck und Bindung: Printforce, Alphen/NL
Umschlaggestaltung: SpieszDesign, Neu-Ulm

ISBN Print 978-3-437-24276-2
ISBN e-Book 978-3-437-17116-1

Aktuelle Informationen finden Sie im Internet unter **www.elsevier.de** und **www.elsevier.com**.

Mein Herzensdank gilt meiner Frau Jessica für Ihre außergewöhnliche Unterstützung und dem fantastischen Lektorat durch Frau Sybille Graf.

Abbildungsnachweis

Alle Abbildungen und Tabellen ohne spezielle Kennzeichnung wurden von Tom Gierlichs erstellt.

F812-001 Haag, S., et al. (2011): A 13-nation population survey of upper gastrointestinal symptoms: prevalence of symptoms and socioeconomic factors. Aliment Pharmacol Ther., 33(6):722–9

F813-001 Reprinted from: Drossman, D. A. (2006): The functional gastrointestinal disorders and the Rome III process. Gastroenterology, 130(5):1377–90

F814-001 Mahadeva, S., Goh, K. (2006): Epidemiology of functional dyspepsia: a global perspective. World J Gastroenterology, 12(17):2,661–6

F815-001 Ghoshal, U., et al. (2011): Epidemiology of uninvestigated and functional dyspepsia in Asia: facts and fiction. Journal of Neurogastroenterology and Motility, 17(3):235–44

F816-001 Häuser, W., Grandt, D. (2002): Tabakassoziierte gastrointestinale Erkrankungen: Raucherentwöhnung – eine Aufgabe für Gastroenterologen. Zeitschrift für Gastroenterologie, 40:815–21

F817-001 Yarandi, S., Christie, J. (2013): Functional dyspepsia in review: pathophysiology and challenges in the diagnosis and management due to coexisting gastroesophageal reflux disease and irritable bowel syndrome. Gastroenterology Research and Practice, 1–8

T789 Prof. Dr. med. Christoph Beglinger, Leiter Gastroenterologie, Universitätsspital Basel

T790 Dr. Paul Moayyedi, BSc (Bristol), MB ChB (Bristol), PhD (Leeds), MRCP, FRCP. Department of Medicine, Health Sciences Centre, McMaster University, Hamilton, Ontario/Kanada

W920 Reproduced by permission of EuroQol Research Foundation

Inhaltsverzeichnis

1 Einleitung

Funktionelle Dyspepsie (FD) ist eines der am häufigsten vorkommenden Krankheitsbilder des gastrointestinalen Verdauungstrakts (Geeraerts & Tack, 2008; Yarandi & Christie, 2013). Ungefähr 7 % der deutschen Bevölkerung begeben sich wegen FD-Symptomen in ärztliche Behandlung (Holtmann et al., 1994) und 10–20 % der beim Gastroenterologen vorstelligen PatientInnen leiden tatsächlich unter FD (Keller & Layer, 2008). Für den Praxisalltag bedeutet dies, dass fast jeder fünfte Patient, der sich beim Gastroenterologen vorstellt, unter den mit FD korrelierten Symptomen leidet.

Die Ursachen für die Zunahme dieser Erkrankungen könnten in den allgemein steigenden Ansprüchen und der zunehmenden Technisierung der Gesellschaft liegen, wodurch die Stressbelastung im Arbeits- und Privatleben zunimmt. Der moderne Mensch glaubt, so gut wie immer erreichbar sein zu müssen und es fällt ihm zunehmend schwer, sich gesellschaftlichen Anforderungen zu entziehen, Grenzen zu setzen und in gesundem Maße achtsam mit sich selbst umzugehen. Die Möglichkeiten, die das Leben – jedenfalls für viele Bürger westlicher Zivilisationen – bereithält, bescheren nicht nur Entscheidungsfreiheit, sie überfordern auch schnell (Meckel, 2009). Wird diese Überlastung nicht anderweitig ausgeglichen, kann sie sich unter anderem neurovegetativ auf den Magen niederschlagen und Beschwerden hervorrufen (Moser, 2009).

Andererseits könnte auch ein Zusammenhang zwischen der Zunahme funktioneller gastrointestinaler Erkrankungen und einer sich zunehmend verändernden Demografie bestehen. In Deutschland steigt der Anteil älterer Menschen überproportional an, die aufgrund von Alterungsprozessen per se, aber auch durch zunehmende Schädigung des myenterischen Nervenplexus vermehrt zu gastrointestinalen Funktionsstörungen neigen (Frieling, 2011). Diese Annahme wird allerdings kontrovers diskutiert. Andere Autoren gehen davon aus, dass es mit zunehmendem Alter eher zu einem Symptomrückgang kommt (Jones et al., 1990; Agreus et al., 1994; Kay & Jorgensen, 1994), da die viszerale Sensitivität abnimmt (Gururatsakul et al., 2010).

Vor allem in den letzten 20 Jahren scheint die Zahl der PatientInnen, deren Beschwerden sich nach eingehender fachärztlicher Untersuchung der FD zuordnen lassen, stetig zu steigen. Das Bemerkenswerte dabei ist, dass generell bei bis zu 50 % der in den gastroenterologischen Praxen diagnostizierten PatientInnen keine bewiesene Ursache für deren Beschwerden festgestellt werden kann (Geeraerts & Tack, 2008).

Auf Grund der bisher unzureichend erforschten Pathophysiologie der FD neigen viele Ärzte dazu, die Symptome der PatientInnen durch Anwendung von Medikamenten, wie Protonenpumpeninhibitoren, zu lindern (Stölting, 2008). Dies führt bei einer Vielzahl von PatientInnen zum raschen Nachlassen ihrer vordergründigsten Beschwerden (Höffler et al., 2000). Jedoch scheint diese Linderung trügerisch, da die Medikamentenapplikation die für die Abtötung von Mikroorganismen und die Denaturierung von Proteinen wichtige HCL-Produktion der Belegzellen hemmt, oder, je nach Dosis, sogar vorübergehend vollständig blockiert. Folglich kann es bei Einnahme über einen längeren Zeitraum zu Folgeläsionen im übrigen Verdauungssystem bis hin zu Auswirkungen auf andere Körpersysteme und medikamentös bedingte Abhängigkeitszustände kommen (Reimer et al., 2009).

Aus dieser Problematik ergibt sich speziell bei diesem Krankheitsbild die Suche nach effektiven und gleichzeitig schonenden komplementären Therapieansätzen.

Funktionelle Dyspepsie. http://dx.doi.org/10.1016/B978-3-437-24276-2.00001-5

2 Theoretischer Rahmen der Arbeit

Im Folgenden wird zunächst der Versuch unternommen, das Krankheitsbild der funktionellen Dyspepsie zu definieren (➤ Kap. 2.1). Die hierfür herangezogenen diagnostischen Kriterien wurden von Mitarbeitern der Rome Foundation, die in diesem Zusammenhang kurz vorgestellt wird (➤ Kap. 2.2), erarbeitet. Es folgen Ausführungen zur Epidemiologie (➤ Kap. 2.3), zur Pathogenese und Pathophysiologie (➤ Kap. 2.4) sowie zur Diagnostik (➤ Kap. 2.5) und Therapie der FD (➤ Kap. 2.6) aus allopathischer sowie aus osteopathischer Sicht. Das Kapitel schließt mit einer Kurzzusammenfassung der behandelten Punkte (➤ Kap. 2.7).

2.1 Definition des Krankheitsbilds der funktionellen Dyspepsie

Einleitend ist festzustellen, dass für das Krankheitsbild der funktionellen Dyspepsie nach wie vor keine international einheitliche Definition existiert. Da bei diesem Krankheitsbild kein struktureller Befund nachweisbar ist, definiert sich die FD anhand festgelegter diagnostischer Ausschlusskriterien.

2.1.1 Diagnostische Kriterien der FD nach der ROM-III-Klassifikation

Zur Feststellung der Diagnose „Funktionelle Dyspepsie" müssen bei fehlendem Nachweis (Oberbauch-Endoskopie inbegriffen) struktureller, systemischer oder metabolischer Veränderungen, die diese Beschwerden hinreichend erklären, ein oder mehrere der folgenden Symptome vorhanden sein:
- unangenehmes postprandiales Völlegefühl,
- frühes Sättigungsgefühl,
- Schmerzen epigastrial und
- epigastrisches Brennen.

Diese Symptome müssen mindestens während der drei letzten Monate und erstmals mindestens sechs Monate vor der Diagnosestellung aufgetreten sein (Drossman et al., 2006).
Zum erweiterten Symptomkomplex der FD zählen außerdem:
- ein geblähtes Bauchgefühl,
- Aufstoßen von Luft,
- Übelkeit und
- Erbrechen.

Die ROM-III-Klassifikation empfiehlt jedoch, nur die ersten vier Beschwerden als typische und für die Diagnose entscheidende FD-Symptome zu betrachten (Mimidis & Tack, 2008).
Die Expertenmeinungen, welche vordergründigen Symptome unter dem Begriff der FD zusammengefasst werden sollten und welche nicht, sind insbesondere dann kontrovers, wenn es sich um

Funktionelle Dyspepsie. http://dx.doi.org/10.1016/B978-3-437-24276-2.00002-7

PatientInnen handelt, bei denen refluxartige Symptome, wie Sodbrennen und/oder saures Aufstoßen, im Vordergrund stehen.
US-amerikanische Leitlinien und die internationalen ROM-Kriterien beispielsweise ordnen PatientInnen mit vorherrschendem Sodbrennen nicht dem Krankheitsbild der FD zu. Für eine nicht so enge Definition, welche Sodbrennen mit einschließt, plädieren dagegen britische und kanadische Leitlinien. Diese Definition bildet die klinische Realität womöglich besser ab, da sich Reflux- und andere dyspeptische Symptome häufig überlappen und letztlich nur einen geringen Vorhersagewert für pathologische Ursachen besitzen (Veldhuyzen van Zanten et al., 2000; National Institute for Clinical Excellence, 2004; North of England Dyspepsia Guideline Development Group, 2004; Veldhuyzen van Zanten et al., 2005; arznei-telegramm®, 2008).

2.1.2 Unterteilung der FD nach Symptomen in Subtypen

2.1.2.1 Postprandiales Beschwerdesyndrom

Das postprandiale Beschwerdesyndrom (Postprandial Distress Syndrome) ist durch vorwiegend auf Mahlzeiten bezogene Schmerzen gekennzeichnet. Es müssen eines oder beide folgenden Kriterien vorliegen:
- unangenehmes Völlegefühl nach einer Mahlzeit normaler Größe, welches mindestens mehrmals pro Woche auftritt,
- frühes Sättigungsgefühl, welches das Aufessen einer Mahlzeit normaler Größe verhindert und ebenfalls mindestens mehrmals pro Woche auftritt.

Diese Symptome müssen mindestens während der drei letzten Monate und erstmals mindestens sechs Monate vor der Diagnosestellung aufgetreten sein (Tack et al., 2006; Keller & Layer, 2008).
Unterstützt wird die Diagnosestellung durch folgende Kriterien:
- Blähungen im Oberbauch, postprandiale Übelkeit oder exzessives Aufstoßen können ebenfalls anwesend sein.
- Das epigastrische Schmerzsyndrom kann koexistieren.

2.1.2.2 Epigastrisches Schmerzsyndrom

Das epigastrische Schmerzsyndrom (Epigastric Pain Syndrome) ist durch epigastrische Schmerzen, die unabhängig von den eingenommenen Mahlzeiten auftreten, gekennzeichnet.
Alle folgenden Kriterien müssen vorliegen:
- Mindestens einmal pro Woche Schmerz oder Brennen im Epigastrium von mindestens moderater Intensität.
- Dieser Schmerz oder das Brennen sind intermittierend.
- Dieser Schmerz oder das Brennen sind weder generalisiert noch lokalisiert in anderen abdominellen oder thorakalen Regionen.
- Dieser Schmerz oder das Brennen bessern sich nicht nach Defäkation oder nach Abgang von Winden.
- Dieser Schmerz oder das Brennen erfüllen nicht die Kriterien für Gallenblasen- oder Sphinkter-Oddi-Störungen.

Diese Symptome müssen mindestens während der drei letzten Monate und erstmals mindestens sechs Monate vor der Diagnosestellung aufgetreten sein (Tack et al., 2006; Keller & Layer, 2008).

Unterstützt wird die Diagnosestellung durch folgende Kriterien:

- Der Schmerz kann einen brennenden Charakter, jedoch keine retrosternale Komponente haben.
- Der Schmerz oder das Brennen verschlechtern oder verbessern sich häufig durch Essen, aber sie können auch nüchtern auftreten.
- Das postprandiale Beschwerdesyndrom kann koexistieren.

Nachdem vorstehend das Krankheitsbild der funktionellen Dyspepsie eingehend definiert wurde, soll im Folgenden ein kurzer Abriss der Entwicklung der Diagnostik und Behandlung funktioneller Verdauungsstörungen vorgestellt werden, bevor auf deren Epidemiologie, Ätiologie sowie auf Diagnostik und Therapie der FD näher eingegangen wird.

2.2 Entwicklung der Diagnostik und Behandlung funktioneller gastrointestinaler Störungen (FGS) nach ROM-Kriterien

2.2.1 Die Rome Foundation

Der Grundstein für eine systematische Diagnostik und Behandlung funktioneller Verdauungsstörungen wurde im Jahre 1989 von Professor Aldo Torsoli beim internationalen Kongress der Gastroenterologie in Rom gelegt. Bereits im Jahre 1988 waren von der Rome Foundation (damals noch unter dem Namen Rome Working Group) Kriterien für das Reizdarmsyndrom festgelegt worden, welche sich später zu einem Klassifikationssystem für alle funktionellen gastrointestinalen Beschwerden entwickelten und schließlich zur Festlegung der Rome Criteria (ROM-I, ROM-II und ROM-III) führten. Letztere stellen den neuen Standard zur Klassifikation und Diagnose funktioneller gastrointestinaler Beschwerden dar. Die Rome Foundation verpflichtete sich zur:

- Förderung klinischer Befunderhebung und Beurteilung von FGS,
- Entwicklung eines wissenschaftlichen Verständnisses der pathophysiologischen Mechanismen von FGS und
- Optimierung der Versorgung von PatientInnen mit FGS stehen (Rome Foundation, 2012).

2.2.2 Die wesentlichen Veränderungen bezüglich der FD in ROM-III

Zu den wesentlichen Veränderungen zählen vor allem neue standardisierte psychologische Verfahren und verfeinerte Untersuchungsmethoden sowie die Einführung neuer Medikamente und die Entwicklung neuer Therapieansätze.

2.2.2.1 Neue verfeinerte Untersuchungsmethoden und standardisierte psychologische Verfahren

So konnte z. B. die Beurteilung der Motilität merklich verbessert werden (Azpiroz et al., 2002; Pandolfino & Kahrilas, 2004; Parkman et al., 2004). Durch eine breitere Anwendung der Barostat-Technik ließ sich die Bedeutung der organischen Überempfindlichkeit für das Verständnis der FGS nachweisen (Whitehead & Delvaux, 1994). Ein weiterer Fortschritt zeigte sich im Bereich der Bildgebung von Gehirnaktivitäten durch die Positronen-Emissions-Tomografie (PET) und die funktionelle Magnetresonanztomografie (fMRT). Beide Modalitäten bieten mittlerweile Einsicht in die zentrale Veränderung von gastrointestinaler Funktion und Steuerung und ihre Verbindungen zu emotionalen und kognitiven Arealen (Drossman, 2005). Dadurch lässt sich nun wissenschaftlich beweisen, dass die Entstehung und Förderung von FGS zumindest in engem Zusammenhang mit den Interaktionen der Darm-Gehirn-Achse steht (Moser, 2009).

Weiter konnte eine Standardisierung der psychologischen Verfahren zur Einstufung und Quantifizierung von Emotionen, Stressbelastung und Wahrnehmungen von PatientInnen erarbeitet werden (Drossman, 2006). Dies ist bei der Beurteilung des Einflusses psychosozialer Faktoren auf die Entstehung von FGS von Nutzen.

Und schließlich lieferten neuere molekularbiologische Forschungen im Bereich des Gehirns, der Darmpeptide (Produkte des Eiweißabbaus) (Duden Online, 2013), des mukosalen Immunsystems und bei Entzündungen und Veränderungen der Bakterienflora des Darmes wichtige Erkenntnisse im Zusammenhang mit sich gegenseitig übertragenden Modulationen bei der Entstehung von FGS-Symptomen.

2.2.2.2 Einführung neuer Medikamente und Entwicklung neuer Therapieansätze

In den letzten Jahren wurden für PatientInnen mit FGS vermehrt pharmakologische Wirkstoffe zur Behandlung von abnormaler Darmmotilität, organischer Überempfindlichkeit und stressbedingter Auswirkungen entwickelt und freigegeben. Die neueren Mittel beinhalten 5-HAT-Agonisten und -Antagonisten und mehrere andere darmaktive Wirkstoffe zur Behandlung von Verstopfung und Durchfall. Dazu gehören auch zentral wirkende Mittel einschließlich Antidepressiva, um stressbedingte Effekte, die ausgehend vom zentralen Nervensystem den Darm beeinflussen (Lembo et al., 2003; Sagami et al., 2004; Galligan & Vanner, 2005), in die Therapie zu involvieren.

Darüber hinaus haben sich verschiedene Formen der Psychotherapie als hilfreich bei der Behandlung der FGS erwiesen (Creed et al., 2003; Drossman et al., 2003).

2.2.2.3 Einführung eines ganzheitlichen Diagnose- und Therapieansatzes

In den letzten Jahrzehnten hat sich die Sichtweise der Medizin westlicher Zivilisationen mehr und mehr vom Modell des biologischen Reduktionismus und Dualismus hin zu einem ganzheitlichen Ansatz verschoben (Engel, 1977; Drossman & Dumitrascu, 2006). Dabei werden das Kranksein, also die Erfahrung von Krankheit, und die objektive histopathologisch befundete Erkrankung als gleich wichtig für das Verständnis der klinischen Ausprägung einer Erkrankung angesehen.

Dies widerlegt das traditionelle reduktionistische Modell, welches Körper und Geist (zentrales Nervensystem) in Bezug auf Krankheit trennt. Krankheit wurde über Jahrhunderte hinweg weitgehend auf das reduziert, was sich bei der Sektion als pathologisch, d. h. vom bisher als gesunde Gestalt/Struktur angenommenen abweichend darstellen lies (Drossman & Dumitrascu, 2006; Drossman, 1998).

Im biopsychosozialen Kontext hingegen stellt sich Krankheit dann ein, wenn der menschliche Organismus die autoregulative Kompetenz zur Bewältigung von auftretenden Störungen nicht aus-

reichend zur Verfügung stellen kann und relevante Regelkreise für die Funktionstüchtigkeit des Individuums überfordert sind bzw. ausfallen (Eggert, 2005).
Neuere wissenschaftliche Studien betrachten Körper und Geist als Teil eines interaktiven Systems, dessen Fehlregulation zum einen das Gefühl des Krankseins, zum anderen die Erkrankung selbst verursachen kann (Drossman & Dumitrascu, 2006).
Dieses ganzheitliche Verständnis des biopsychosozialen Modells macht es möglich, Symptome physiologisch vielschichtig sowie als durch soziokulturelle und psychosoziale Einflüsse verursacht bzw. beeinflusst zu erklären (Engel, 1977; 1980).
Engel (1977) zufolge können sich sowohl Prozesse im frühen Lebensalter, genetische Faktoren und Umwelteinflüsse auf die psychosoziale Entwicklung als auch die Entwicklung von Verdauungsstörungen auf den klinischen Verlauf der Erkrankung auswirken (Engel, 1977). Da die genannten Variablen somit auf das Gehirn und auf den Darm wirken (Mayer & Tillisch, 2011), können FGS vor allem als klinisches Produkt der Interaktion zwischen psychosozialen Faktoren und veränderter Darmphysiologie über die Darm-Gehirn-Achse angesehen werden (Jones et al., 2006).

2.2.2.4 Veränderte Diagnosestellung der FD

Die Diagnose der funktionellen Dyspepsie wird nun aufgrund eines oder mehrerer Dyspepsiesymptome gestellt, deren Ursprung nach Ausschluss anderer Pathologien in der Gastroduodenalregion zu liegen scheint.
Von einer funktionellen Dyspepsie ist zu sprechen, wenn mindestens eines der folgenden Symptome während mindestens drei Monaten und vor mindestens sechs Monaten erstmals aufgetreten ist:

- störendes postprandiales Völlegefühl,
- beschleunigtes Sättigungsgefühl,
- epigastrische Schmerzen,
- epigastrisches Brennen

und keine Anhaltspunkte für eine strukturelle metabolische oder systemische Pathologie, welche die Symptomatik erklären könnte, vorliegen (Hürlimann & Stenz, 2006).

2.2.2.5 Die neue Klassifizierung der FGS nach ROM-III

Nach ROM-III werden funktionelle gastrointestinale Störungen in sechs Bereiche für Erwachsene und zwei pädiatrische Bereiche unterteilt:

Einteilung für Erwachsene:

- Kategorie A: funktionelle ösophageale Störungen,
- Kategorie B: funktionelle gastroduodenale Störungen,
- Kategorie C: funktionelle intestinale Störungen,
- Kategorie D: funktionelle abdominale Schmerzsyndrome,
- Kategorie E: funktionelle Gallenblasen- und Sphinkter-Oddi-Störungen,
- Kategorie F: funktionelle anorektale Störungen.

Pädiatrische Einteilung:

- Kategorie G: funktionelle Störungen bei Neugeborenen und Kleinkindern,
- Kategorie H: funktionelle Störungen bei Kindern und Jugendlichen.

Die einzelnen Kategorien können wiederum in symptombasierte Untergruppen unterteilt werden. Z. B. wird das pädiatrische System zunächst nach Altersgruppen unterteilt und anschließend nach Symptommustern oder anhand der auftretenden Symptomlage. Jede Kategorie enthält mehrere Erkrankungen, jedoch soll in dieser Arbeit nur auf die funktionelle Dyspepsie eingegangen werden, da weitergehende Betrachtungen den Rahmen der Arbeit sprengen würden.

2.2.2.6 Die neue Klassifizierung der funktionellen Dyspepsie nach ROM-III

Die aktuelle ROM-III-Klassifizierung der funktionellen gastrointestinalen Störungen ist ➤ Tab. 2.1 zu entnehmen.
Die FD wurde vom ROM-III-Ausschuss in die Gruppe B, „funktionelle gastroduodenale Störungen", unter B1 eingeordnet.
Da sich die bisherige Definition der FD als „Schmerz oder Missempfindung lokalisiert im Oberbauch" als zu unspezifisch erwiesen hatte, wurde eine symptombasierte Aufteilung in zwei Untergruppen vorgenommen (Hürlimann & Stenz, 2006). Die Abgrenzung der beiden Untergruppen erfolgt aufgrund der Beurteilung, ob die dominanten Beschwerden mit der Nahrungsaufnahme assoziiert (B1a – Postprandial Distress Syndrome) oder davon unabhängig sind (B1b – epigastrisches Schmerzsyndrom).
Unter B1a fallen die PatientInnen, bei denen die Symptome vordergründig mit der Nahrungsaufnahme zusammenhängen, was sich vorwiegend durch ein frühes, beschleunigtes Sättigungsgefühl und/oder störendes postprandiales Völlegefühl äußert.
Unter B1b fallen die PatientInnen, bei denen die Symptome vordergründig nicht von der Nahrungsaufnahme abhängig sind. Die Beschwerden äußern sich vorwiegend durch Schmerzen epigastrial und/oder epigastrisches Brennen.

2.2.2.7 Veränderter Zeitrahmen für die Diagnosestellung der FD

Ab ROM-III wurde auch der Zeitrahmen für die Diagnosestellung der FD geändert. Nunmehr müssen die Beschwerden mindestens während der letzten drei Monate vor Aufsuchen des Arztes und mindestens sechs Monate vor der Diagnosestellung aufgetreten sein (Drossman et al., 2006).
Außerdem wurden die funktionellen abdominalen Schmerzsyndrome vom Reizdarmsyndrom (RDS) separiert. Dies reflektiert die wachsende Evidenz, dass diese Syndrome mehr durch Amplifikationen des zentralen Nervensystems (ZNS) der normalen regulatorischen viszeralen Signale als durch funktionelle Abnormitäten des Gastrointestinaltrakts verursacht worden sein könnten (Drossman et al., 2006).
Nachdem vorstehend sowohl das Krankheitsbild der FD als auch die Geschichte der Diagnostik und Behandlung funktioneller Verdauungsstörungen eingehend erläutert wurden, soll im Folgenden zunächst ein Überblick über das weltweite Vorkommen der FD vermittelt werden, bevor auf verschiedene Faktoren eingegangen wird, die mit dem Auftreten von FD assoziiert werden können.

Tab. 2.1 Die ROM-III-Klassifizierung der funktionellen gastrointestinalen Störungen [F813–001]

A.				Funktionelle ösophageale Störungen
	A1.			Funktionelles Sodbrennen
	A2.			Funktionelle Thoraxschmerzen mutmaßlich ösophagealen Ursprungs
	A3.			Funktionelle Dysphagie
	A4.			Globus

Tab. 2.1 Die ROM-III-Klassifizierung der funktionellen gastrointestinalen Störungen [F813–001] (Forts.)

B.				Funktionelle gastroduodenale Störungen
	B1.			Funktionelle Dyspepsie
		B1a.		Postprandial Distress Syndrome
		B1b.		Epigastrisches Schmerzsyndrom
	B2.			Funktionelles Luftaufstoßen
		B2a.		Aerophagie
		B2b.		Unspezifisches exzessives Luftaufstoßen
	B3.			Übelkeit und Erbrechen
		B3a.		Chronische idiopathische Übelkeit
		B3b.		Funktionelles Erbrechen
		B3c.		Syndrom des zyklischen Erbrechens
	B4.			Ruminationssyndrom des Erwachsenen
C.				Funktionelle intestinale Störungen
	C1.			Reizdarmsyndrom
	C2.			Funktionelle Blähungen
	C3.			Funktionelle Obstipation
	C4.			Funktionelle Diarrhoe
	C5.			Unspezifische funktionelle intestinale Störungen
D.				Funktionelle abdominale Schmerzsyndrome
E.				Funktionelle Gallenblasen- und Oddi-Sphinkter-Störungen
	E1.			Funktionelle Gallenblasenbeschwerden
	E2.			Biliäre Oddi-Sphinkter-Dysfunktion
	E3.			Pankreatische Oddi-Sphinkter-Dysfunktion
F.				Funktionelle anorektale Störungen
	F1.			Funktionelle Stuhlinkontinenz
	F2.			Funktionelle anorektale Schmerzen
		F2a.		Chronische Proktalgie
			F2a1.	Levator-ani-Syndrom
			F2a2.	Unspezifische funktionelle anorektale Schmerzen
		F2b.		Proctalgia fugax
	F3.			Funktionelle Defäkationsstörungen
		F3a.		Dyssynerge Defäkation
		F3b.		Inadäquate defäkatorische Propulsion
G.				G. Funktionelle Störungen bei Neugeborenen und Kleinkindern
H.				H. Funktionelle Störungen bei Kindern und Jugendlichen

2.3 Epidemiologie

Nachfolgend soll zunächst ein Überblick über das weltweite Vorkommen der FD vermittelt werden, wobei mittlerweile verfügbare asiatische Studien auch eine genauere Darstellung der dortigen Verhältnisse im Vergleich zu westlichen Populationen ermöglichen. Im Anschluss daran werden mehrere, mit dem Auftreten von FD assoziierte Faktoren epidemiologisch betrachtet.

2.3.1 Prävalenz der FD

Obwohl die funktionelle Dyspepsie die häufigste Form von Magenbeschwerden ist (arznei-telegramm®, 2008), gibt es aufgrund logistischer Herausforderungen und der nach wie vor sehr aufwändigen Ausschlussdiagnostik (Gastroskopie) nur wenige demografisch ausgerichtete Studien bezüglich der „echten FD“ (Reizmagensymptomatik in Abwesenheit strukturell nachweisbarer Ursachen). Folglich existierten bis Mitte der 2000er Jahre praktisch nur Studien aus westlichen Ländern (Mahadeva & Goh, 2006).

Global variiert die Prävalenz von noch nicht genauer untersuchten Dyspepsie-PatientInnen je nach Definition und geografischer Lage zwischen 7 % und 45 %, wobei die Häufigkeit der FD zwischen 11,5 % und 29,2 % variiert (Mahadeva & Goh, 2006). Das bedeutet, dass die FD für etwa 50 % aller Magenbeschwerden verantwortlich ist (arznei-telegramm®, 2008). Die Inzidenz liegt bei ca. 1 % pro Jahr (Moser, 2007).

Aber nicht nur in westlichen Regionen ist FD eindeutig die häufigste Ursache für dyspeptische Beschwerden, sondern zunehmend auch in anderen Teilen der Welt (Locke, 1998). Von den Dyspepsie-PatientInnen haben 20 % eine endoskopisch negative Refluxerkrankung, 20 % leiden unter einer Ösophagitis, bei 10 % sind peptische Ulzera Ursache der Beschwerden, weitere 2 % haben einen Barrett-Ösophagus und bei 1 % aller Dyspepsie-PatientInnen handelt es sich um eine maligne Erkrankung. Insgesamt liegen somit bei zwei Dritteln der PatientInnen keine organischen Läsionen vor. Der Anteil der dyspeptischen PatientInnen, bei denen nach Vorstellung in einer Arztpraxis sogenannte *Alarmsymptome* vorliegen, liegt in etwa bei 10 %. Diese PatientInnen werden in der Regel zum Ausschluss ernsthafter Erkrankungen umgehend gastroskopiert (arznei-telegramm®, 2008).

Eine aktuelle Umfrage unter Europäern und Nordamerikanern ergab, dass 20 % der Personen mit dyspeptischen Symptomen ihren Hausarzt, Internisten oder ein Krankenhaus konsultierten und mehr als 50 % der PatientInnen zur Linderung ihrer Symptome über längere Zeit Medikamente einnahmen (Haycox et al., 1999).

Wie ➤ Tab. 2.2 zeigt, variiert der Anteil der an Dyspepsie Erkrankten deutlich zwischen unterschiedlichen Populationen.

Eine zusammenfassende Auswertung FD-bezogener englischsprachiger Studien unter Ausschlussdiagnostik durch Endoskopie oder Bariumkontrastbrei kam bezüglich der Prävalenz von FD prozentual zur Bevölkerung zu den in ➤ Tab. 2.3 festgehaltenen Ergebnissen.

Einige AutorInnen sprechen von einer tendenziellen Zunahme von FD in den letzten 20–30 Jahren (Geeraerts & Tack, 2008), wobei noch nicht geklärt ist, ob tatsächlich ein höherer Anteil von Personen an FD-Symptomen leidet oder ob lediglich mehr PatientInnen medizinische Hilfe wegen ihrer Beschwerden aufsuchen. Letzteres könnte je nach Region die Folge einer zunehmenden gesellschaftlichen Akzeptanz der Inanspruchnahme medizinischer Versorgung oder einer verbes-

Tab. 2.2 Variierung des Anteils der an Dyspepsie Erkrankten zwischen unterschiedlichen Populationen. Daten aus [F814–001]

Region	Prävalenz noch nicht untersuchter Dyspepsie	Prävalenz funktioneller Dyspepsie
Mittlere Osten	60,1 %	
Nigeria	45,0 %	
UK	38,0–41,0 %	23,8 %
Indien	30,4 %	
Australien	24,0–38,3 %	6,2 %
Nordamerika	23,0–28,6 %	
Ostasien	18,0–27,8 %	17,0–23,8 %
Europa	14,0–27,5 %	14,7 %
Singapur	7,9 %	

Tab. 2.3 Prävalenz von FD prozentual zur Bevölkerung

Ursprungsland der Studien	Prävalenz von FD prozentual zur Bevölkerung	Autor(en) der Studien
USA	29,2 %	Shaib & El-Serag, 2004
England	23,8 %	Jones et al., 1990
Norwegen	14,7 %	Bernersen et al., 1996
Japan	17 %	Hirakawa et al., 1999
Taiwan	11,8–23,8 %	Lu et al., 2005

serten medizinischen Infrastruktur sein. Eine Ursache für die mögliche Zunahme von FD-PatientInnen könnte darin liegen, dass die flächendeckende Erfassung dieser PatientInnen weltweit, insbesondere in asiatischen Regionen zunehmend verbessert wird.

Andere Studien gehen von einem stabilen Vorkommen von FD aus. Begründet wird dies mit dem Ausgleich der Anzahl an FD-Neuerkrankten durch eine ähnliche Zahl an Personen, deren Symptome mit der Zeit einfach nicht mehr wahrgenommen werden (Drossman et al., 2006). Allerdings bleiben die Symptome trotz gelegentlicher Zeiten des Beschwerderückgangs (Talley et al., 1987) vorwiegend langfristig bestehen (Agreus et al., 1995; Talley et al., 1992).

Studien aus dem asiatischen Raum haben gezeigt, dass die Frequenz von noch nicht abgeklärter Dyspepsie und FD beträchtlich zwischen den asiatischen Bevölkerungsgruppen variiert (Ghoshal et al., 2011). Bei 8–30 % der Bevölkerung liegt eine noch nicht abgeklärte Dyspepsie vor, wobei die meisten dieser PatientInnen tatsächlich an FD erkrankt sind.

In einer Studie aus Schanghai, China, mit 782 PatientInnen mit dyspeptischen Symptomen konnte bei 69 % FD nachgewiesen werden; bei den restlichen 31 % hatten die Beschwerden organische Ursachen (Li et al., 2005).

In einer weiteren Studie aus neun asiatischen Ländern (China, Hong Kong, Indonesien, Korea, Malaysia, Singapur, Taiwan, Thailand and Vietnam), an der 1.115 PatientInnen mit noch nicht abgeklärten funktionellen gastrointestinalen Störungen (FGS) teilnahmen, wurde nach eingehender Untersuchung in 43 % der Fälle eine FD diagnostiziert (Kwan et al., 2003).

Ein interessantes Ergebnis lieferte eine koreanische Studie aus einer gastroenterologischen Schwerpunktklinik: Von 332 nach ROM-II-Kriterien mit FGS diagnostizierten PatientInnen ergaben sich nach endoskopischer Abklärung bei 90 % organische Ursachen (Ghoshal et al., 2011).
Eine Untersuchung an 210 jungen Malaien im Alter von 30±8 Jahren mit nicht abgeklärten dyspeptischen Symptomen ergab für 62 % die Diagnose FD (nach Diagnostik durch den Leeds Dyspepsia Questionnaire) (Mahadeva et al., 2008).
Eine Studie aus Singapur, an der 5.066 dyspeptische PatientInnen teilgenommen hatten, zeigte, dass lediglich bei 988 TeilnehmerInnen organische Ursachen vorlagen, während die verbleibenden 79,5 % an FD erkrankt waren (Wai et al., 2002).
➢ Tab. 2.4 zeigt die Prävalenz von noch nicht abgeklärter Dyspepsie (UD = undefined dyspepsia), funktioneller Dyspepsie und Seroprävalenz der Helicobacter-pylori-Infektion in verschiedenen asiatischen Ländern. Hierbei wurden sowohl bevölkerungsbasierte als auch institutionelle Studien berücksichtigt (Ghoshal et al., 2011).
Weiter haben die Studien gezeigt, dass der größte Teil aller an FD erkrankten Patienten Frauen und Personen mit unterschwelligen psychologischen Störungen sind (Mahadeva & Goh, 2006). Auf weitere Risikofaktoren in Bezug auf FD soll nachfolgend näher eingegangen werden.

2.3.2 Mögliche Faktoren für das Auftreten von FD

Einleitend sei an dieser Stelle angemerkt, dass sich die bisher als vorrangig angenommenen Einflüsse von Umwelt- und Lebensgewohnheiten, wie ein niedriger sozioökonomischer Status, Rauchen, erhöhter Koffeinkonsum und die Einnahme von nichtsteroidalen Antirheumatika, als eher relevant für die Entstehung von noch nicht abgeklärten dyspeptischen Symptomen herausgestellt haben (Mahadeva & Goh, 2006).

2.3.2.1 Alter

Bisherige, vor allem asiatische Studien enthalten kaum gültige Angaben zum Zusammenhang zwischen dem Vorkommen von FD und dem Alter der PatientInnen, wie auch ➢ Tab. 2.5 zeigt.

Tab. 2.4 Vorkommen von noch nicht abgeklärter Dyspepsie in verschiedenen asiatischen Ländern. Daten aus [F815–001]

	UD [%]	FD [%]	Hp [%]
Türkei	28,4 %	? %	77,5 %
Iran	8,9 %	?	89 %
Indien	30,4 %	?	81 %
Russland	20 %	? %	70,92 %
China	?	23,5 %	44 %
Malaysia	14,6 %	?	36 %
Korea	15,5 %	8,1 %	75 %
Taiwan	27,8 %	23,8 %	62 %
Hong Kong	18,4 %	?	?
Singapur	7,9 %	?	35 %
Japan	10 %	17 %	54,6 %

Laut ROM-III treten dyspeptische Symptome seltener bei älteren als bei jüngeren Personen auf (Drossman et al., 2006). Die Altersgrenze für die Definition von jüngeren und älteren Menschen liegt hier bei einem Alter von 50 Jahren.
Eine Studie aus Japan ergab lediglich bei 13 % der FD-PatientInnen ein Alter unter 50 Jahren (Kawamura et al., 2001). Die Ergebnisse einer anderen Studie weichen insofern hiervon ab, als hier der Höhepunkt des Auftretens der FD zwischen dem 50. und 59. Lebensjahr nachgewiesen wurde (Hirakawa et al., 1999). In dieser Studie schienen dyspeptische Subtypen mit verschiedenen Altersgruppen zu korrelieren: So traten beispielsweise der refluxartige Subtyp häufiger bei Erwachsenen mittleren Alters, motorische Störungen häufiger bei unter 59 Jahre alten Perso-

Tab. 2.5 Zusammenfassung der Studien über noch nicht geklärte Dyspepsie und funktionelle Dyspepsie in Asien [F815–001]

Studien	Ort	Anzahl der PatientInnen	Definition der Dyspepsie	Alter	Noch nicht geklärte Dyspepsie (UD) (%)	Funktionelle Dyspepsie (%)
Hu et al., 2002	Hong Kong	1.649	ROM-I	37,9 ± 15	18,4	NA
Cheng et al., 2004	Hong Kong	4.038	ROM-II	18–80 (Ø 49)	14,6	NA
Li et al., 2002	China	1.016	ROM-II	15–75 (Ø 45)	NA	23,5
Shah et al., 2001	Indien	2.549	Völlegefühl/ Oberbauchschmerzen	37,2 ± 14,1	30,4	NA
Hirakawa et al., 1999	Japan	911	gastrointestinale Beschwerden	39–60 (Ø 49,5)	NA	17,0
Kawamura et al., 2001	Japan	2.263	ROM-II	16–80 (Ø 48)	NA	13,0
Kaji et al., 2010	Japan	2.680	ROM-III	NA	10,0	NA
Choo et al., 2000	Korea	420	ROM-II	18–69 (Ø 43,5)	15,5	NA
Jeong et al., 2008	Korea	1.417	ROM-II	18–69 (Ø 43,5)	11,7	NA
Lee et al., 2009	Korea	1.443	ROM-II	43 ± 20	9,5	NA
Yang et al., 2008	Korea	1.044	ROM-II	15–60 (ØØ 37,5)	12,2	NA
Ho et al., 1998	Singapur	706	Oberbauchschmerzen ± gastrointestinale Beschwerden	21–95 (Ø 58)	7,9	NA
Mahadeva et al., 2010a	Malaysia	2.000	ROM-II	40,4 ± 15	14,6	NA
Lu et al., 2005	Taiwan	2.018	ROM-I & II	20–80 (Ø 50)	27,8	23,8 & 11,8

nen und ulkusartige Symptome gehäuft bei Erwachsenen unter 38 Jahren auf (Hirakawa et al., 1999).

In China scheint FD am häufigsten bei PatientInnen zwischen dem 41. und dem 50. Lebensjahr aufzutreten (Li et al., 2002).

In einer Studie aus Kanada wurde gezeigt, dass noch nicht weiter abgeklärte dyspeptische Symptome am häufigsten bei PatientInnen zwischen dem 45. und dem 54. Lebensjahr beobachtet wurden (Tougas et al., 1999).

In Europa scheint die höchste Zahl funktioneller abdominaler Erkrankungen bei PatientInnen zwischen dem 20. und 40. Lebensjahr aufzutreten (Frieling et al., 1992). Untersuchungen aus England (Jones et al., 1990), Dänemark (Kay & Jorgensen, 1994) und Schweden (Agreus et al., 1994) weisen eine Abnahme der FD mit zunehmendem Alter nach.

Zusammenfassend kann festgestellt werden, dass bisher weder ein sehr hohes, noch ein sehr niedriges oder mittleres Alter nachweislich mit der Wahrscheinlichkeit einer Erkrankung mit FD in Verbindung gebracht werden kann. Die Symptome von FD-PatientInnen persistieren im Allgemeinen ein Leben lang (Talley, 1991). Zumindest wurde nachgewiesen, dass 5–6 Jahre nach der Erstdiagnose noch immer ca. 50 % der PatientInnen über entsprechende Beschwerden klagen (Talley, 1991; Kay & Jorgensen, 1994).

2.3.2.2 Geschlecht

Auch bezüglich eines möglicherweise geschlechtsbezogenen Vorkommens der FD liegen sehr unterschiedliche Angaben vor. Die meisten demografisch ausgerichteten Studien weisen eine nahezu identische Anzahl männlicher und weiblicher FD-PatientInnen nach (Mahadeva & Goh, 2006). ROM-III zufolge treten dyspeptische Symptome etwas häufiger bei Männern als bei Frauen auf (Drossman et al., 2006). Studien aus den USA, aus Dänemark, Taiwan, Australien und Südeuropa dagegen sprechen übereinstimmend von einer größeren Anzahl weiblicher Patientinnen mit FD (Kay & Jorgensen, 1994; Caballero-Plasencia et al., 1999; Koloski et al., 2002; Shaib & El-Serag, 2004; Lu et al., 2005). Ein Gesundheitscheck bei 2.018 taiwanesischen TeilnehmerInnen ergab als einzigen unabhängigen Risikofaktor für die Entstehung der FD die Zugehörigkeit zum weiblichen Geschlecht (Lu et al., 2005). Eine australische Studie bestätigte diese Angaben sowohl für FGS als auch für FD (Koloski et al., 2002). Die Mehrzahl der demografischen Studien aus Asien zeigte dagegen, dass die Anzahl der PatientInnen mit noch nicht abgeklärter Dyspepsie geschlechtsunabhängig ist (Ghoshal et al., 2011; ➤ Tab. 2.6). Lediglich eine Studie aus Japan gab ein männliches Übergewicht an (Kawamura et al., 2001).

Tab. 2.6 Zusammenfassung asiatischer Studien, die die Geschlechterverteilung von PatientInnen mit FD zeigen [F815–001]

Studien	Ort	Anzahl untersuchter PatientInnen	Definition	Verhältnis Mann : Frau
Kwan et al., 2003	Hong Kong	1.353	ROM-II	1 : 1.4
Kawamura et al., 2001	Japan	2.263	ROM-II	2 : 1
Kim et al., 2004	Korea	476	ROM-II	1.04 : 1.12
Mahadeva et al., 2008	Malaysia	210	Leeds Dyspepsie Fragebogen	1.15 : 1.35
Wai et al., 2002	Singapur	5.066	ROM-II	1.01 : 1.16

2.3.2.3 Rauchen

In Deutschland rauchen etwa 43 % der erwachsenen Männer und 30 % der erwachsenen Frauen, wobei die Tendenz bei Frauen steigend ist (Stand 2002) (Drings, 1995; Batra, 2000; Haustein, 2000; Bundesärztekammer, 2001).

Es ist bisher erst in Anfängen untersucht worden, welche Wirkungen einzelne Komponenten des Tabakrauchs auf den Gastrointestinaltrakt haben (Häuser & Grandt, 2002). In einzelnen Studien konnte ein verstärkender Effekt des Rauchens auf die Intensität bestimmter Symptome und ein reduzierender Effekt auf die gesundheitsbezogene Lebensqualität nachgewiesen werden (Hilsden et al., 2000). Regelmäßiges Rauchen konnte allerdings nicht durchgängig als Risikofaktor identifiziert werden (Mahadeva & Goh, 2006). Auch die wenigen bevölkerungsbezogenen Studien zur funktionellen Dyspepsie konnten Rauchen nicht als Risikofaktor nachweisen (Bernersen et al., 1996; Koloski et al., 2002; Li et al., 2002; Lu et al., 2005).

Häuser und Grandt (2002) dagegen beschreiben Tabakrauchen als unabhängigen Risikofaktor für die Entstehung u. a. von Morbus Crohn, von FD, von gastroösophagealen Refluxerkrankungen sowie von chronischer Pankreatitis (➤ Tab. 2.7).

Interessanterweise konnte im Rahmen einer Studie aus Minnesota, an der 728 Personen teilnahmen, von denen 73 an FD erkrankt waren, anhand eines validierten Fragebogens festgestellt werden, dass die aktiven Raucher und diejenigen, die in der Vergangenheit geraucht hatten, seltener an FD erkrankt waren, als die an der Studie teilnehmenden Nichtraucher (Talley et al., 1994c).

In bisherigen Studien konnte zwar nicht gesichert nachgewiesen werden, inwieweit sich durch Rauchen eine FD entwickeln oder eine bereits vorhandene FD verschlimmern kann, doch wird in den meisten Studien die Vermeidung von Tabakkonsum als sekundarpräventive Behandlungsmaßnahme bei FD und zur Primärprävention gastrointestinaler Erkrankungen empfohlen (Moayyedi et al., 2000b). Darüber hinaus wurde für Raucher ein höheres Infektionsrisiko in Bezug auf Helicobacter pylori nachgewiesen, welches wiederum hoch positiv mit FD-Symptomen korreliert (Kurata & Nogawa, 1997; Parasher & Eastwood, 2000).

Tab. 2.7 Tabakrauchen und relatives Risiko für die Entstehung und den Verlauf benigner gastrointestinaler Erkrankungen [F816–001]

Erkrankung	Vergleich Raucher : Nichtraucher Odds Ratio OR (95 %-KI)	Quelle
Morbus Crohn		Hilsden et al., 2000
Operation	1,14 (1,01–1,27) nach 5 Jahren	
Rezidiv		
Endoskopisch	2,2 (1,2–3,8)	
Symptomatisch	2,1 (1,1–4,2)	
Operativ	2,1 (1,1–4,1)	
Osteopenie (Wirbelsäule)	3,6 (1,1–11,6) (nur Frauen)	
Chronische Pankreatitis	7,8 (2,2–27,3)	Lin et al., 2000
Peptisches Ulkus	2,2	Kurata & Nogawa, 1997
GERD*	1,6 (1,1–2,3)	Locke et al., 1999
Funktionelle Dyspepsie	1,5 (1,3–1,6)	Smit et al., 2001

* GERD = Gastro-Esophageal Reflux Disease (gastroösophageale Refluxerkrankung)

2.3.2.4 Alkohol

Der Zusammenhang zwischen (selbst hohem) Alkoholkonsum und dem Risiko, an FD zu erkranken, wurde bereits in einer Vielzahl von Studien untersucht, jedoch konnte nur in den wenigsten Fällen ein solcher Zusammenhang nachgewiesen werden (Richter, 1991; Talley et al., 1994b; 1994c; Haug et al., 1995; Shaib & El-Serag, 2004; Mahadeva & Goh, 2006; Aro et al., 2009).
Obwohl somit bisher auch für unterschiedliche Nationen und Populationen kein deutlicher Einfluss von Alkohol auf FD nachgewiesen werden konnte, ist besonders bei hierfür prädisponierten Personen eine sich gegenseitig pathophysiologisch verstärkende Wirkung bezüglich der Entstehung oder Förderung von FD vorstellbar. Einige wenige Studien weisen auch auf eine Verstärkung der FD-Symptome durch regelmäßigen Alkoholkonsum hin (Friedlander, 1959; Kaess et al., 1988; Mullan et al., 1994; Carvalho et al., 2010; Filipovic et al., 2011).

2.3.2.5 Helicobacter-pylori-Infektion

Bezüglich eines Zusammenhangs der Symptome von PatientInnen mit FD und einer Helicobacter-pylori-Infektion existieren keine einheitlichen Ergebnisse. Je nach Studiendesign und untersuchter Population liegt die Prävalenz der FD zwischen 20 % und 50 %. In Industriestaaten sind etwa 30 %, in vielen Entwicklungsländern über 80 % der Bevölkerung mit H. pylori infiziert. Daraus ergibt sich schon rein zufällig bei einer gewissen Anzahl von Personen ein gemeinsames Auftreten von FD und einer H.-pylori-Infektion (Gschwantler, 2005). Grundsätzlich ist es daher äußerst schwierig festzustellen, ob es sich um ein zufälliges gemeinsames Auftreten handelt oder die H.-pylori-Infektion die Ursache der Pathogenese der FD-Symptome ist. In verschiedenen Studien wird bei PatientInnen, die unter FD leiden, in ca. 30–70 % der Fälle eine H.-pylori-Infektion angegeben. Und eine Metaanalyse ergab, dass die Prävalenz einer H.-pylori-Infektion bei FD-PatientInnen bis zu 2,3 Mal höher war als bei Personen, die über keine gastrointestinalen Symptome klagten (Armstrong, 1996).
Eine in England an 8.047 ProbandInnen durchgeführte bevölkerungsbezogene Studie, bei der die Assoziation von H.-pylori-Infektionen und noch nicht abgeklärter Dyspepsie untersucht wurde, ergab, dass 44 % der H.-pylori-positiven ProbandInnen dyspeptische Symptome aufwiesen und 36 % der H.-pylori-negativen (Moayyedi et al., 2000b).
Weniger klar ist allerdings der Zusammenhang zwischen der H.-pylori-Infektion und dem Auftreten von FD-Symptomen, da dieser noch nicht spezifisch in bevölkerungsbezogenen Studien untersucht wurde (Moayyedi et al., 2000a). Die meisten Studien, die sich mit der Besserung von FD-Symptomen durch eine Eradikationstherapie des H. pylori befassten, ergaben keine signifikanten Vorteile gegenüber der jeweiligen Placebogruppe (Talley et al., 1999).
Allerdings konnte in einigen Studien auch nachgewiesen werden, dass eine H.-pylori-Eradikation dyspeptische Symptome bessert (McColl et al., 1998; Miyaji et al., 1999; Hsu et al., 2001; Peng et al., 2001; Chang et al., 2003; Kamada et al., 2003; Malfertheiner et al., 2003; Suzuki et al., 2005; Ang et al., 2006; Chanatrirattanapan & Gonlachanvit, 2006; Jin & Li, 2007; Gwee et al., 2009).
In diesem Zusammenhang ist zu erwähnen, dass es einige Hinweise darauf gibt, dass PatientInnen mit H. pylori wahrscheinlich eine verminderte Sekretion das Peptidhormons Ghrelin aufweisen, welches von den Belegzellen des Magens produziert und abgegeben wird und die Nahrungsaufnahme und Magenmotilität anregt (Akamizu et al., 2008; Murray et al., 2003). Dies kann durch die Abnahme der gastrischen Motilität zu FD-Symptomen führen, die sich am deutlichsten durch Auftreten eines Postprandial Distress Syndroms zeigen (Shinomiya et al., 2005; Shindo et al., 2009; Suzuki et al., 2011). Dieser pathophysiologische Mechanismus von verminderter Ghrelin-

Sekretion und dem Entstehen von FD durch eine H.-pylori-Infektion geben zu bedenken, ob dyspeptische PatientInnen mit H. pylori überhaupt der FD zugewiesen werden sollten, da durch die Infektion mit H. pylori ein Verursacher der Symptome nachgewiesen werden kann.

2.3.2.6 Ernährung

Auf die Rolle der Ernährung bei FD-PatientInnen wurde bisher nur in wenigen Studien näher eingegangen; vielleicht deshalb, weil die Untersuchung der Auswirkungen unterschiedlicher Ernährungsgewohnheiten individueller Bevölkerungsgruppen eine zu große Herausforderung darstellt. Die wenigen Studien, die versuchten, hier einen Zusammenhang festzustellen, waren definitorisch zu wenig aufschlussreich (Mahadeva & Goh, 2006).
Die asiatischen Ernährungsgewohnheiten unterscheiden sich in einigen Bereichen deutlich von denen westlicher Populationen. Nahrungsinhalte, wie z. B. Chili, werden bevorzugt von Asiaten in größeren Mengen gegessen. Es bleibt jedoch ungeklärt, inwiefern z. B. Chili letztlich gastrointestinale Symptome beeinflusst. Die ProbandInnen einer thailändischen Studie, welche dominant unter Reizdarmsyndrom mit Durchfall litten, gaben eine Zunahme ihrer Bauchschmerzen und ein brennendes Gefühl in der Magenregion nach dem Essen chilihaltiger Speisen an (Gonlachanvit et al., 2009). Auch eine Studie aus Malaysia zeigte, dass die intensive Konsumation von Chili einen unabhängigen Risikofaktor für Dyspepsie darstellt (Mahadeva et al., 2010a).
Die in Asien weitverbreitete reisbasierte Ernährung hingegen scheint bei PatientInnen mit funktionellen Verdauungsstörungen besser verträglich zu sein, als die von westlichen Zivilisationen favorisierte weizenbasierte Ernährung (Wahnschaffe et al., 2007). Dies wurde auch in einer Studie aus Brasilien nachgewiesen, bei der ein Drittel der PatientInnen nach dem Konsum weizenhaltiger Lebensmittel, wie Brot, Kuchen und Teigwaren, über die Zunahme dyspeptischer Symptome klagte (Carvalho et al., 2010).
In westlichen Zivilisationen kann mit hoher Wahrscheinlichkeit davon ausgegangen werden, dass eine fettreduzierte Ernährung zur Verbesserung der FD-Symptome und einer Erhöhung der Lebensqualität führt. Umgekehrt wurden in vielen Studien Intoleranzen von fettreichen Lebensmitteln identifiziert (Feinle-Bisset et al., 2004). Labortests zeigten, dass die Zugabe von Fetten zu einer Mahlzeit zu verstärktem Auftreten von Völlegefühl, Blähungsgefühl und Übelkeit bei FD-PatientInnen führte (Feinle-Bisset et al., 2003).
In einer Gruppe wurde von einem Völlegefühl nach fettreichen Mahlzeiten berichtet, einem Symptom, welches zuvor eher im Zusammenhang mit einer verlangsamten Magenentleerung auftrat (Stanghellini et al., 1996; Talley et al., 2006). Aus der Tatsache, dass Fett dafür bekannt ist, die Magenentleerung zu verlangsamen (Houghton et al., 1990), könnte nun gefolgert werden, dass die Symptome des Völlegefühls vielleicht dadurch verursacht werden, dass ein Zusammenhang zwischen der Aufnahme von fettigem Essen und Störungen der Magenmotilität bei diesen PatientInnen besteht.
Mullan und Kollegen (1994) konnten nachweisen, dass Frauen mit FD den Konsum von Fetten aufgrund ihrer dyspeptischen Symptome einschränkten. Diese Aussage wurde durch andere PatientInnen mit FD-Symptomen bestätigt, die berichteten, dass ihre Symptome insbesondere durch fettreiche Mahlzeiten verstärkt wurden oder diese zumindest Unbehagen auslösten (Read, 2002; Chang et al., 2012).
Eine brasilianische Studie untersuchte den Zusammenhang von Essverhalten, spezifischen Nahrungsmitteln und FD-Symptomen von PatientInnen im Vergleich mit einer symptomfreien Kontrollgruppe. Kein signifikanter Unterschied konnte bezüglich der Menge der täglichen Kalorienzufuhr festgestellt werden. Jedoch nahmen die FD-PatientInnen einen signifikant geringeren Anteil an Fett, mehr Kohlenhydrate und einen signifikant höheren Anteil an Ballaststoffen zu sich. Bei

mehr als 30 % der TeilnehmerInnen wurde ein Zusammenhang zwischen FD-Symptomen und folgenden Nahrungsmitteln, d. h. eine Nahrungsmittelintoleranz nachgewiesen, bei: kohlensäurehaltigen Getränken, frittiertem Essen, rotem Fleisch, Wurst, Kaffee, Teigwaren, Milch, Käse, Süßwaren, Pfeffer, Bananen, Ananas, Gurken, Orangen, Bohnen, Brot und stark gewürzten Gerichten. Bei nur 10 % der ProbandInnen wirkten sich Reis, Fisch, Hähnchen, Birne, Melone, Salat, Blumenkohl, Brokkoli und Tomaten negativ aus (Carvalho et al., 2010).
Durch die Studie konnten folgende Symptomverstärkungen spezifischen Lebensmitteln zugewiesen werden: Brennendes Gefühl im Oberbauch und hinter dem Brustbein – vorwiegend von Pfeffer und Kaffee ausgelöst, ein geblähtes Bauchgefühl – eher von kohlensäurehaltigen Getränken und Bohnen, geblähtes Bauchgefühl und verstärktes Völlegefühl – Bananen. Die meisten anderen Lebensmittel riefen vor allem ein verstärktes Völlegefühl hervor (Carvalho et al., 2010).
44 % der FD-PatientInnen berichteten über dyspeptische Symptome nach der Aufnahme von Milch (zum Vergleich: 13,3 % der Kontrollgruppe) (Carvalho et al., 2010). Dies könnte eine Folge der bei 45 % der weißen Bevölkerung und bei 85 % der Nachkommen afrikanischer Volksstämme bestehenden Laktoseintoleranz sein (Seva-Pereira & Beiguelman, 1982). Interessant an dieser Studie war allerdings, dass sich die durch Milch provozierten Symptome Völlegefühl und epigastrisches Brennen von den klassischen Symptomen der Laktoseintoleranz (Bauchschmerzen, Blähungen und Durchfall) unterschieden. Das lässt vermuten, dass die von den PatientInnen angegebenen Symptome eventuell durch andere Bestandteile der Milch, wie z. B. den Fettanteil, ausgelöst wurden, der nachweislich zur Verstärkung von FD-Symptomen führen kann.
Der Zusammenhang zwischen dem Kaffeekonsum und epigastrischem Brennen, bzw. Brennen hinter dem Sternum ist noch nicht vollständig geklärt. Es gibt jedoch Nachweise, dass der Kaffeekonsum die Entstehung von gastroösophagealem Reflux fördert und die Magensäuresekretion und die Freisetzung von Gastrin stimuliert (Boekema et al., 1999).
Bisher konnte keine Studie generell gültige Ernährungsratschläge zur Minderung der unterschiedlichen FD-Symptome liefern. Allerdings ist hierzu anzumerken, dass die brasilianischen FD-PatientInnen ihre Essgewohnheiten auch nicht verändert haben, obwohl ihnen die Studie gezeigt hat, dass ihre Symptome offensichtlich im Zusammenhang mit ihrer Ernährung standen.

2.3.2.7 Schlafverhalten

Von einigen Studien konnte ein Zusammenhang zwischen Schlafstörungen und FGS nachgewiesen werden (Futagami et al., 2013). Es bleibt künftiger Forschung überlassen, sicherzustellen, inwieweit die Entstehung von FD-Symptomen tatsächlich durch Schlafstörungen bedingt sein kann (Lacy et al., 2011).
In verschiedenen Studien konnte der wichtige regulative Einfluss von Schlaf auf Immunfunktionen nachgewiesen werden. So kommt es vor allem in der ersten Hälfte des nächtlichen Schlafes zum sog. „Slow Wave Sleep“ (Tiefschlaf), welcher der Erholung und Förderung der Gedächtnisfunktionen dient. Der Tiefschlaf und der 24h-Rhythmus arbeiten bei der Freisetzung von Somatotropin und Prolaktin zusammen und unterdrücken die Freisetzung von Cortisol und Katecholaminen. Hierdurch entsteht vor allem um Mitternacht ein spezielles endokrines Milieu, welches die Produktion positiv entzündungsfördernder Zytokine, wie Interleukin 12, steigert. Das Wachstumshormon Somatotropin, Prolaktin und Interleukin 12 sind endogene Helfer, welche Immunreaktionen durch T-Helfer-Zellen unterstützen. So werden immunologisch wichtige Entzündungs- und Reparationsvorgänge gefördert (Lange, 2011).
Es konnte nachgewiesen werden, dass anhaltender Schlafmangel das Immunsystem schwächt und eine Verschiebung der Th1/Th2-Zytokin-Balanz nach Th2 bedingt. Weiter kann Schlafmangel zur

spontanen Freisetzung von entzündungsfördernden Zytokinen, wie Interleukin 6, führen, was stressähnliche Entzündungsreaktionen zur Folge haben kann. Diese systemisch minderwertige Entzündungsreaktion verringert die nächtliche Erholung und ist für anschließende Müdigkeit am Tage verantwortlich. Darüber hinaus wirkt sie sich negativ auf die Entstehung von Arteriosklerose und auf gewisse Stoffwechselvorgänge aus (Lange, 2011).

Es ist naheliegend, einen negativen Einfluss von Schlafentzug oder Schlafstörungen, insbesondere durch modifizierte Stoffwechsel-, Regulations- und Abwehrfunktionen auf das Krankheitsbild der FD zu vermuten. Der Einfluss dieser Faktoren konnte bisher jedoch isoliert nicht nachgewiesen werden

In einer in den USA 2011 mit 131 TeilnehmerInnen durchgeführten Studie wurde der Zusammenhang der Schlafqualität von FD-PatientInnen mit der Schwere ihrer FD-Symptome und ihrem mentalen und physischen Befinden untersucht. Alle ProbandInnen erfüllten die ROM-III-Kriterien für FD. Der Altersdurchschnitt lag bei 50 Jahren, der Anteil der Frauen bei 82 %. Die gesunde Kontrollgruppe bestand aus 50 Personen mit einem Durchschnittsalter von 44 Jahren und einem Frauenanteil von 92 %. Die Erhebung fand mit Hilfe des Hospital Anxiety and Depression-(HAD-) Fragebogens, des Short Form 12 Health Survey (SF-12), des Pittsburgh Sleep Quality Indexes (PSQI) und des Insomnia Severity Indexes (ISI) statt (Lacy et al., 2011).

Bei den FD-PatientInnen fiel der HAD wesentlich höher aus als bei der Kontrollgruppe ($P < .001$). Der PSQI sowie der ISI war bei den FD-PatientInnen mit moderaten bis schweren Symptomen deutlich höher als bei den FD-PatientInnen mit nur milden Symptomen und der Kontrollgruppe ($P < .001$). Außerdem konnte festgestellt werden, dass insbesondere Frauen mit FD zu Schlafstörungen neigen. Das Ergebnis der Studie zeigte einen eindeutigen Zusammenhang zwischen FD und Schlafstörungen. Außerdem scheinen Schlafunregelmäßigkeiten bei FD-PatientInnen abhängig von der Symptomschwere und von gesteigerten Angstzuständen zu sein (Lacy et al., 2011).

Auch eine neuere Studie aus Japan, bei der die Schlafqualität von PatientInnen mit FD mit Hilfe des PSQI untersucht wurde, ergab für FD-PatientInnen einen signifikant höheren Score als für die gesunde Kontrollgruppe. Umgekehrt gaben in einer anderen Studie deutlich weniger TeilnehmerInnen der FD/Reizdarmgruppe an, ausreichend zu schlafen, als in der Kontrollgruppe (Futagami et al., 2013).

Bisher ist es noch nicht gelungen, die Rolle von Schlafstörungen in der Pathophysiologie der FD, z. B. in Bezug auf Veränderungen der Darmmotilität ausreichend zu untersuchen (Futagami et al., 2013).

2.3.2.8 Sozialökonomische Assoziationen

In einer Vielzahl bevölkerungsbezogener Studien wurden soziodemografische Aspekte in Verbindung mit Dyspepsie untersucht (Mahadeva & Goh, 2006). Z. B. stellten Drossman und Kollegen (1993) fest, dass in den USA ein signifikanter Zusammenhang zwischen einem erhöhten Aufkommen von FD und niedrigeren Haushaltseinkommen besteht (Drossman et al., 1993). Auch eine kanadische Studie ergab, dass noch nicht abgeklärte dyspeptische Symptome häufiger bei erwachsenen Personen mit einem niedrigen Bildungsniveau, einem geringen Haushaltseinkommen oder Arbeitslosigkeit vorkommen (Tougas et al., 1999).

Eine weitere Studie, in der 13 europäische Länder untersucht wurden, zeigte eine deutliche Zunahme dyspeptischer Beschwerden, je niedriger das Bruttosozialprodukt der betrachteten Personen war (➤ Abb. 2.1):

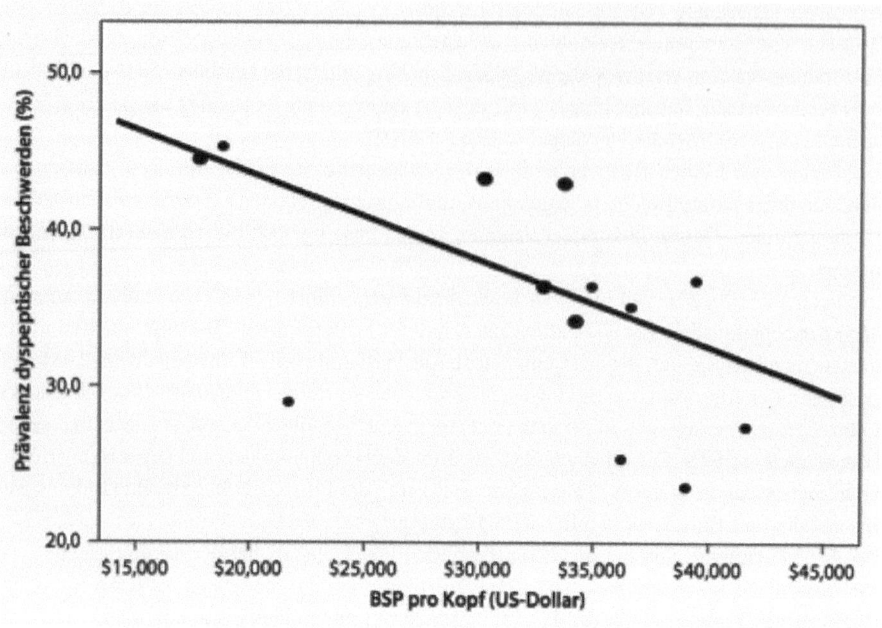

Abb. 2.1 Assoziation zwischen der Prävalenz dyspeptischer Beschwerden und dem Bruttosozialprodukt (BSP) pro Kopf in 13 europäischen Ländern [F812–001]

2.3.2.9 Ethnische Zugehörigkeit

Bisher wurde bei den meisten bevölkerungsbezogenen Studien nicht berücksichtigt, inwieweit die Zugehörigkeit zu einer bestimmten Population Einfluss auf die Erkrankung mit FD haben kann. Auch vergleichende Studien wurden im Allgemeinen mit ähnlichen ethnischen Gruppen durchgeführt (Mahadeva & Goh, 2006).

Im Rahmen einer Tür-zu-Tür-Befragung bei 2.000 Personen einer ländlichen multiethnischen malaiischen Population – bestehend aus Malaien, Chinesen und Indern – wurden bei 14,6 % der Malaien, 19,7 % der Chinesen und 11,2 % der Inder Dyspepsiesymptome (ROM-II-Kriterien) festgestellt (Mahadeva et al., 2010a). In einer anderen Studie, an der 2.029 in Städten wohnende Malaien teilnahmen, wurde bei 24,3 % der TeilnehmerInnen Dyspepsie (ROM-II-Kriterien) festgestellt. Die malaiische Volkszugehörigkeit (Prävalenz von Dyspepsie: 24,3 %) wurde als unabhängiger Risikofaktor für Dyspepsie identifiziert (Mahadeva et al., 2010b).

Um die Rolle der Volkszugehörigkeit im Zusammenhang mit dem Auftreten von FD sicherer beurteilen zu können, bedarf es künftig vor allem weiterer vergleichender Studien an unterschiedlichen ethnischen Populationen (Mahadeva & Goh, 2006).

2.3.2.10 Psychologische Assoziationen und Auswirkungen von Stress

In den meisten Umfragen, die psychologische Störungen als Risikofaktor für FD untersuchten, konnten konkrete Verbindungen zu ursächlichen Risiken nachgewiesen werden. Talley und Kollegen (1994a) beispielsweise konnten zeigen, dass bei amerikanischen Erwachsenen ein signifikanter Zusammenhang zwischen sexuellem, verbalem oder emotionalem Missbrauch entweder in der Kindheit oder im Erwachsenenalter mit Dyspepsie besteht (Talley et al., 1994b).

In einer der wenigen bevölkerungsbezogenen Studien, die FD im Detail untersuchten (durch den diagnostischen Ausschluss struktureller Ursachen), fanden die Autoren heraus, dass bei FD-PatientInnen im Gegensatz zu nicht abgeklärten Dyspeptikern ein signifikanter Zusammenhang mit der Einnahme von Beruhigungsmitteln bestand (Bernersen et al., 1996), was auf einen Surrogatmarker bei Angstzuständen oder neurotischem Verhalten hinweist.
Eine ähnliche Beobachtung wurde auch im Rahmen einer australischen Studie gemacht, bei der sich zeigte, dass Erwachsene mit FD oftmals stark unter Angstzuständen und Depression litten (Koloski et al., 2002). Auch eine chinesische Studie zeigte, dass „gesellschaftlicher Druck" und „destruktive Lebensgewohnheiten" Risikofaktoren für FD darstellen (Li et al., 2002).
Mittlerweile ist ausreichend dokumentiert, dass psychischer Stress vielfach eine Rolle vor oder zu Beginn der FD-Erkrankung (Tack et al., 2006) sowie bei der Entscheidung der PatientInnen, einen Arzt bezüglich ihrer Beschwerden aufzusuchen, spielt (Morris, 1991). Unklar bleibt dennoch, welche Rolle psychische Faktoren im Detail bei der Pathophysiologie der verschiedenen dyspeptischen Symptome spielen. Es wird jedoch davon ausgegangen, dass PatientInnen mit psychologischen Störungen eine hohe Prädisposition für FGS besitzen (Drossman et al., 2006). Zusammenhänge wurden auch zwischen psychosozialen Auffälligkeiten und dem Auftreten von epigastrischen Schmerzen, viszeraler Hypersensibilität und Blähbauch bei PatientInnen mit FD nachgewiesen (Fischler et al., 2003).
Die sehr oft bei FD-PatientInnen anzutreffenden überlappenden FGS scheinen zutreffende Argumente für das Vorliegen einer gemeinsamen, oft psychisch bedingten Somatisierungsstörung zu sein (Wessely et al., 1999).
Asiatische Studien belegten ebenfalls den Zusammenhang von psychologischen Nebenerkrankungen und FD (Cheng et al., 1999; Chou et al., 2001; Hu et al., 2002; Cheng et al., 2004; Chen et al., 2006; Tominaga et al., 2007; Ochi et al., 2008; Hsu et al., 2009).
In einer Studie aus China ergaben psychologische Gutachten, die mit Hilfe von Fragebögen zu Depression und Angstzuständen vor und nach einer entsprechenden Behandlung erstellt wurden, signifikante Veränderungen der FD Gruppe im Vergleich zu einer Kontrollgruppe: Eine Behandlung mit Antidepressiva über acht Wochen führte zur eindeutigen Besserung der FD-Symptome (Xiaoping et al., 2000).
Auch eine bevölkerungsbasierte Studie aus Hong Kong ergab, dass bei FD-PatientInnen Angstzustände im Zusammenhang mit Arztbesuchen und Krankschreibungen stehen. Der Grad der Besorgnis stellte einen unabhängigen Faktor (P = 0,003) bei PatientInnen dar, die medizinische Hilfe in Anspruch nahmen (Hu et al., 2002).

2.3.2.11 Einnahme nichtsteroidaler Antirheumatika

Der Zusammenhang zwischen Beschwerden des oberen Gastrointestinaltrakts und der Einnahme von NSAR wurde bisher in drei Studien genauer untersucht. In einer 1996 durchgeführten britischen Studie, an der 2.112 Personen teilnahmen, von denen 808 dyspeptische Symptome angaben, nahmen 12 % NSAR. Im Vergleich dazu nahmen von den restlichen 1.304 Personen ohne Symptome lediglich 8 % NSAR (Penston & Pounder, 1996).
Interessanterweise korrelieren diese Resultate mit einer Studie unter nigerianischen Bergbewohnern, die belegte, dass die in Eigenregie erfolgte Verabreichung von Medikamenten ein signifikanter Risikofaktor für das Entstehen noch nicht abgeklärter dyspeptischer Symptome war. Es kann davon ausgegangen werden, dass ein nicht geringer Anteil von FD-PatientInnen unter den TeilnehmerInnen der Studie war. Obwohl die eingenommenen Medikamente nicht eindeutig beschrieben wurden und wohl auch verschiedene Arten von traditionellen Medikamenten darunter

waren, ist es wahrscheinlich, dass eine beträchtliche Menge dieser selbst verabreichten Medikamente Schmerzmedikamente, wie NSAR, waren (Ihezue et al., 1996).
Von 4.982 mit Hilfe eines validierten Dyspepsiefragebogens untersuchten ProbandInnen einer weiteren britischen Studie aus dem Jahre 2000 nahmen 531 (11 %) NSAR. 50 % davon (266 von 531) wiesen dyspeptische Symptome auf. Die restlichen 39 % aller Befragten nahmen keine NSAR und waren symptomfrei. Diese Ergebnisse lassen vermuten, dass die Einnahme von NSAR bei ca. 5 % der ProbandInnen für die dyspeptischen Symptome kausal verantwortlich gewesen sein könnte (Moayyedi et al., 2002b).
Zusammenfassend ist festzustellen, dass es bisher zum einen zu wenige demografisch ausgerichtete Studien im Zusammenhang mit der Reizmagensymptomatik gibt und dass zum anderen die vorhandenen Studien bisher keine eindeutigen Nachweise eines Zusammenhangs zwischen FD und den oben beschriebenen Risikofaktoren liefern können. Es bleibt somit künftiger Forschung überlassen, die entsprechenden Nachweise zu erbringen.

2.4 Ätiologie, Pathophysiologie und Pathogenese der FD

2.4.1 Ätiologie der FD

Bezüglich der Ätiologie der FD wurden bisher unterschiedliche Möglichkeiten in Betracht gezogen, von denen jedoch letztlich keine nachweisbar die Ursache für die Entstehung der FD ist. Forschungsgrundlage hierbei waren z. B. Ernährungsgewohnheiten, Suchtgewohnheiten, wie regelmäßiges Rauchen und der übermäßige Konsum von Alkohol und Süßwaren, sowie die Einnahme von NSAR. Die Untersuchungen führten jedoch nicht zu einheitlichen Ergebnissen hinsichtlich der Entstehung von FD (Moser, 2007). Allerdings ist davon auszugehen, dass der Konsum der genannten Bestandteile zumindest einen Risikofaktor für die Entstehung der FD darstellt und einen verstärkenden Einfluss auf das Beschwerdebild der FD haben kann, was in einzelnen Studien bereits nachgewiesen werden konnte (➤ Kap. 2.3).
Gesichert ist, dass Personen, die mit NSAR behandelt werden, häufiger unter FD-Symptomen leiden und dass sich etwa 25 % der FD-Erkrankungen im Anschluss an eine akute Infektionskrankheit mit Erbrechen und Fieber entwickeln (Tack et al., 2002).

2.4.2 Pathogenese und Pathophysiologie der FD

Zu den pathophysiologischen Mechanismen der FD gab es in den letzten Jahren eine Vielzahl wissenschaftlicher Veröffentlichungen, in denen Funktionsabweichungen bei FD-PatientInnen gegenüber gesunden Kontrollpersonen festgestellt werden konnten. Teilweise wurden auch Zusammenhänge zwischen pathophysiologischen Mechanismen und Symptommustern nachgewiesen. Welchen genauen Stellenwert diese Forschungsergebnisse – z. B. auch für differenziertere Therapiemethoden – haben und wie sich die einzelnen Mechanismen gegenseitig beeinflussen, bleibt weiterhin unklar.
Auch bezüglich der Pathogenese existieren divergierende Annahmen. Neuere Forschungsergebnisse haben gezeigt, dass FD-PatientInnen sehr häufig eine Assoziation mit Angststörungen und

Depressionen haben. Es bleibt jedoch zu klären, welche Rolle diese Verbindung in der Pathophysiologie der FD spielt (Drossman et al., 2006; Holtmann & Chao, 2013).
Bisherige Erkenntnisse weisen darauf hin, dass Störungen der gastrointestinalen Motilität und Sensorik eine zentrale Rolle in der Pathogenese spielen. Es bestehen Nachweise für den Zusammenhang mit der genetischen Prädisposition, dem H.-pylori-Status, akuten gastrointestinalen Infektionen und psychologischen Faktoren (Mimidis & Tack, 2008). Auch minimale Entzündungen sind bei einer Vielzahl von FD-PatientInnen nachweisbar, aber bislang ohne geklärte Ursache (Holtmann & Chao, 2013). Es wird vermutet, dass sich ein komplexes Zusammenwirken verschiedener Systeme so auf den jeweiligen menschlichen Organismus auswirkt, dass er mit Reizmagenbeschwerden reagiert.
➤ Tab. 2.8 vermittelt einen Überblick über die in diesem Zusammenhang vorgeschlagenen pathogenetischen Faktoren der FD und ihre Wirkmechanismen.
Hierzu ist anzumerken, dass der Zusammenhang zwischen vermuteten pathophysiologischen Mechanismen und potenziellen pathogenetischen Ursachen der FD bisher nicht eindeutig geklärt werden konnte (Mimidis & Tack, 2008).

Tab. 2.8 Zusammenfassung der vorgeschlagenen pathogenetischen Faktoren und ihrer pathophysiologischen Mechanismen bei FD. Übersetzt aus [F817–001]

Pathogenese	Vorgeschlagener Mechanismus
Abnormale gastrointestinale Motilität	• abnormale Akkommodation des Magenfundus • verzögerte Magenentleerung • beschleunigte Magenentleerung
Viszerale Hypersensitivität	• gesteigerte Sensitivität auf mechanische Reize (Magenausdehnung) • gesteigerte Sensitivität auf chemische Reize (Magensäure oder Gallensäure)
Genetische Faktoren	• gesteigertes Risiko für FD bei PatientInnen mit Polymorphismus des Gens G-Protein b3 (GNB3) • gesteigertes Risiko für den PDS-Subtyp bei FD mit Polymorphismus des Gens Serotonin-Transport-Protein (SERT) • gesteigertes Risiko für den EPS-Subtyp bei FD mit Polymorphismus des Gens migrationsinhibierenden Faktor (MIF) • gesteigertes Risiko für den EPS-Subtyp bei FD mit Polymorphismus des Gens, welches reguliert wird nach der Aktivierung von T-Zellen (RANTES)
H.-pylori-Infektion	• Herunterregulieren von miR-1 und miR-133, verursacht durch H.-pylori-Infektion
Postinfektiöse Ursachen	• gesteigertes Vorkommen dyspeptischer Symptome nach infektiöser Gastritis • gesteigertes Vorkommen von Interleukin 1β • gesteigerte Infiltration der Magenschleimhaut mit Eosinophilen, Makrophagen und intraepithelialen Lymphozyten nach Infektion
Psychosoziale Faktoren	• gesteigertes Vorkommen psychologischer Symptome bei Dyspepsie-PatientInnen • durch Stress verursachter höherer Spiegel von CRH und ACTH, was die Magenentleerung beeinflussen kann
Andere Faktoren	• Umgebungsfaktoren • Nahrungsaufnahme

2.4.3 FD-Symptome und ihre mögliche Relation zu pathophysiologischen Mechanismen

2.4.3.1 Gestörte Anpassung der Wandspannung des Magens an seinen Inhalt

Während der obere Magenanteil vorwiegend die Aufgabe eines Reservoirs für die eingenommene Nahrung hat, besteht die des unteren Magenanteils im Zerkleinern festerer Nahrungsbestandteile auf einen Durchmesser von maximal 1–2 mm und im anschließenden Transport durch den Pylorus in den Zwölffingerdarm. Die für diese Vorgänge benötigte Anpassung der Magenwand an die eingenommene Nahrung stellt einen vagalen Reflex dar. Der obere Magenanteil entspannt sich und stellt dadurch Raum für die Nahrung zur Verfügung. Dabei nimmt der Mageninhalt bis zu einem gewissen Volumen ohne Anstieg des intragastralen Drucks zu (Azpiroz & Malagelada, 1987; Kindt & Tack, 2006).

Verschiedene Studien, die unter Anwendung von Magen-Barostat, Szintigrafie, Ultraschall und MRT (SPECT) durchgeführt wurden, deuten auf eine abnormale Wandanpassung bei 40 % der FD-PatientInnen hin (Ricci et al., 1987; Troncon et al., 1994; Gilja et al., 1996). Die Symptome der PatientInnen könnten eine Folge der fehlenden Anpassung während und nach der Nahrungsaufnahme und des daraus resultierenden erhöhten Mageninnendrucks mit veränderter Aktivierung von spannungsempfindlichen Mechanorezeptoren sein. Bei den in diesen Studien untersuchten PatientInnen bestand zudem vielfach ein Zusammenhang zwischen frühem Sättigungsgefühl und Gewichtsverlust.

Die unzureichende Akkommodation des oberen Magenanteils führt zur Weiterleitung der Nahrung in den distalen Magenanteil, wodurch das Antrum ausgeweitet und gespannt wird. Bei einer Ultraschalluntersuchung (an gesunden ProbandInnen) konnte ein Zusammenhang zwischen einer auf diese Weise gespannten Antrumregion und einem Völlegefühl festgestellt werden (Jones et al., 1997; Mundt et al., 2005).

Obwohl Untersuchungen gezeigt haben, dass eine veränderte Magenwandanpassung Ursache für FD-Symptome sein kann, wird nach wie vor kontrovers diskutiert, welche Mechanismen daran beteiligt sind.

Studien, welche die Ausweitung verschiedener Magenabschnitte mit Hilfe wassergefüllter Ballons untersuchten, zeigten, dass sowohl Fundus- als auch antrale Überempfindlichkeit sowie auch krankhafte Duodeno-Fundus- und Antro-Fundus-Reflexaktivität auftraten, wobei sich die Überdehnung der Antrumregion als dominante Provokation für die Symptomgeneration bei FD-PatientInnen darstellte (Caldarella et al., 2003).

Die bisherigen Ergebnisse lassen den Schluss zu, dass sowohl bei Dehnung des proximalen als auch des distalen Magens die gleichen Beschwerdemuster auftreten. Damit führen die Mechanorezeptoren beider Magenanteile mitunter zu den gleichen Symptomen. Da die distale Magenwand unnachgiebiger als die proximale ist, erzeugt der distale Magen möglicherweise bei gleicher Ausdehnung stärkere Beschwerden (Lee et al., 2004b).

Letztlich konnte die Ursache für die veränderte Magenwandanpassung bei FD bisher noch nicht sicher nachgewiesen werden. Studien mit FD-PatientInnen, deren akute Beschwerden vermutlich postinfektiös aufgetreten sind, haben gezeigt, dass diese PatientInnen besonders häufig von Akkommodationsstörungen betroffen waren, was vermutlich einer krankhaften Funktion nitrerger Nervenzellen des Magens zuzuschreiben war (Tack et al., 2002). Eindeutig konnte dagegen nachgewiesen werden, dass psychologische Faktoren, insbesondere Angstzustände, einen negativen Einfluss auf den Akkomodationsreflex haben (Geeraerts et al., 2005).

2.4.3.2 Überempfindlichkeit bei Magendehnung

Hierbei kann es sich zum einen um die zentral abnormale Verarbeitung von viszeralen Afferenzen und zum anderen um eine Störung der Wahrnehmungsebene im Organ oder der viszeralen Afferenz handeln.

Zentral abnormale Verarbeitung von viszeralen Afferenzen

Die noch junge Subdisziplin der Gastroenterologie, die Neurogastroenterologie, untersucht Dysfunktionen und Zusammenhänge zwischen dem zentralen Nervensystem und den sympathischen und parasympatischen sowie enterischen Anteilen des Verdauungssystems. Insbesondere Stress, hervorgerufen durch Ängste, Überlastung und negative Emotionen, wie Depressionen, kann über die „Brain-Gut-Axis" das Verdauungssystem negativ beeinflussen (Moser, 2009). Umgekehrt kann auch das Verdauungssystem über afferente Nervenfasern auf das zentrale Nervensystem und Gehirnaktivitäten einwirken und diese modulieren.
Eine weitere Modulationsmöglichkeit der Verdauung, ausgehend vom Gehirn, besteht auf hormonellem Wege. Dabei kommt durch Ausschüttung des Stresshormons Cortico-Releasing-Factor (CRF), welches auch Rezeptoren im Verdauungstrakt besitzt, ein komplexer Reaktionsmechanismus in Gang. Entzündliche Mediatoren werden frei gesetzt, welche wiederum stille Nozizeptoren sensibilisieren, die normalerweise nicht auf Magendehnungsreize ansprechen, nun jedoch spontan bei Änderung der Wandspannung aktiviert werden und Schmerz verursachen. Aktuelle Forschungsergebnisse deuten sogar darauf hin, dass CRF eine zentrale Rolle bei der Entstehung von organischer Hypersensivität im Magen-Darm-Bereich spielt (Mayer & Collins, 2002; Moser, 2009).
Beweise für die enge Relation zwischen stressbedingten Veränderungen im Gastrointestinaltrakt und der diesbezüglichen Reaktion des Gehirns wurden bereits mit Hilfe des funktionellen Magnetresonanz-Imagings (fMRI) erbracht (Aziz & Thompson, 1998; Ringel, 2006). Dabei konnte bildlich nachgewiesen werden, dass Stress und emotionale Störungen einen zentral modulierenden Einfluss auf funktionelle gastrointestinale Erkrankungen ausüben.
Die Ergebnisse einer anderen Studie, bei der die Positronen-Emissions-Tomografie (PET) zum Einsatz kam, bestätigten die Ergebnisse der funktionellen Magnetresonanzdarstellungen. Hierbei wurde nachgewiesen, dass gesunde StudienteilnehmerInnen und überempfindliche FD-PatientInnen während der Ausdehnung des unteren Magenanteils unterschiedliche Gehirnaktivitätsmuster aufwiesen. Dabei erfolgte zwar bis auf die Areale der Insel und des anterioren Gyrus cinguli (in welchen bei den FD-PatientInnen keine Aktivität nachweisbar war) die Gehirnaktivität bei gesunden und überempfindlichen PatientInnen in den gleichen Hirnbereichen. Interessant war jedoch, dass die Aktivierung der Hirnareale bei den FD-PatientInnen schon bei signifikant geringerer Magendehnung auftrat als bei den gesunden PatientInnen (Vandenberghe et al., 2007).

Störung der Wahrnehmungsebene im Organ oder der viszeralen Afferenz

Die organische Überempfindlichkeit scheint Studien der letzten Jahre zufolge der hauptverantwortliche pathophysiologische Mechanismus bei FD-PatientInnen zu sein (Camilleri et al., 2001). Im Rahmen einer Studie, bei der eine große Zahl von PatientInnen und Kontrollpersonen untersucht wurde, konnte nachgewiesen werden, dass ein nur geringes Ausmaß an Druckerhöhung durch einen intragastralen Ballon bei der FD-Gruppe bereits Unannehmlichkeiten oder Schmerzen hervorrief und damit der beste Indikator für die gesteigerte Empfindlichkeit des Magens war

(Tack et al., 2001). Die dabei primär mit der Magenüberempfindlichkeit assoziierten Symptome waren Schmerzen nach der Nahrungsaufnahme, Gewichtsverlust und Aufstoßen.
Auf welcher Ebene diese Überempfindlichkeit genau erzeugt wird, bleibt ungeklärt. Mehrere Beobachtungen weisen darauf hin, dass Veränderungen auf der Ebene des ZNS oder zumindest der viszeralen Afferenzen existieren.
Um organische Spannung bzw. Dehnung wahrzunehmen, ist die Aktivierung von Mechanorezeptoren erforderlich. In mehreren Studien wurde gezeigt, dass insbesondere in Reihe geschaltete Mechanorezeptoren auf die Zunahme der Magenwandspannung reagierten (Piessevaux et al., 2001). Möglicherweise sind gerade diese in Reihe geschalteten Mechanorezeptoren anfällig für Veränderungen, die in der Folge bereits bei relativ geringen Magendehnverhältnissen Unbehagen oder sogar Schmerz auslösen. Hierzu bedarf es zusätzlicher Abklärung.
In einer weiteren Studie gaben PatientInnen mit überempfindlichem Magen eine gesteigerte Wahrnehmung ihrer Magenkontraktionen an, während ein Ballon im Magen platziert wurde. Nach der Einnahme von Medikamenten, welche den Magenfundus entspannten, reduzierte sich die gastrische Empfindlichkeit und zuvor durch Mahlzeiten induzierte Symptome nahmen ab. Da hierbei durch die Entspannung geringere Reize erzeugt wurden und dies die Symptome reduzierte, ist davon auszugehen, dass spannungsempfindliche Mechanorezeptoren bei der Entstehung der Überempfindlichkeitssymptome der FD beteiligt sind (Mimidis & Tack, 2008).
Die allgemein vorherrschenden Symptome bei FD-PatientInnen mit Überempfindlichkeit bei Magenwanddehnung sind epigastrische Schmerzen. Darüber hinaus leiden sie unter organischer Hyperalgesie, da der Dehnungsreiz, der bei ihnen im Magen zu Schmerzen führt, bei gesunden Personen nicht als Schmerz wahrgenommen wird.

2.4.3.3 Verzögerte Magenentleerung

In vielen Studien mit FD-PatientInnen wurde der Zusammenhang zwischen verzögerter Magenentleerung, dem Beschwerdebild und der Symptomschwere untersucht. Bei nicht struktureller Ursache, wie es bei der FD ja der Fall ist, wird sie vor allem durch eine unkoordinierte motorische Aktivität des Magens (Gastroparese) hervorgerufen (Rodeck & Zimmer, 2008). Abhängig von der jeweiligen Studie kam es bei 20–50 % der dyspeptischen PatientInnen zu einer verzögerten Magenentleerung (Talley et al., 2006). Eine Metaanalyse mit insgesamt 868 dyspeptischen PatientInnen und 397 Kontrollpersonen wies eine gesicherte verzögerte Magenentleerung bei nahezu 40 % der FD-PatientInnen nach (Perri et al., 1998). Wirklich überzeugende Zusammenhänge zwischen der verzögerten Magenentleerung und den entsprechenden Beschwerdebildern herzustellen, gelang allerdings bisher kaum.
In drei großen europäischen Studien wurde bei PatientInnen mit verzögerter Magenentleerung die Neigung zu Völlegefühl nach Nahrungsaufnahme, Übelkeit und Erbrechen nachgewiesen (Stanghellini et al., 1996; Perri et al., 1998; Sarnelli et al., 2003). Andere Studien aus den USA und Italien konnten so gut wie keine Zusammenhänge mit Symptommustern nachweisen (Loreno et al., 2004).
Nahezu alle durchgeführten Studien bezogen sich lediglich auf die Aufnahme von fester Nahrung. Eine mit Flüssigkeiten durchgeführte Studie aus China bewies einen signifikanten Zusammenhang zwischen verzögerter Magenentleerung und Überempfindlichkeit bei Magendehnung (Tack et al., 2002).
Eine neuere, großangelegte Studie mit dem Ziel, Zusammenhänge zwischen vorherrschenden Symptomen und den pathophysiologischen Mechanismen der FD zu evaluieren, ergab, dass bei 38 % der PatientInnen eine verzögerte Magenentleerung erfolgte und diese PatientInnen vor allem

über ein Völlegefühl nach dem Essen klagten (Karamanolis et al., 2006). Angesichts der Tatsache, dass Fette nachgewiesenermaßen die Magenentleerung verlangsamen, ist es naheliegend, anzunehmen, dass auch zwischen dem Symptom des Völlegefühls in Verbindung mit dem Verzehr von fetthaltigen Lebensmitteln und Störungen der Magenmotilität bei FD-PatientInnen ein Zusammenhang besteht (Carvalho et al., 2010).
Neben der verzögerten kann auch eine beschleunigte Magenentleerung Beschwerden verursachen. Allerdings sind hier die Nachweise nicht eindeutig. So haben einige Studien nachgewiesen, dass Personen mit einer beschleunigten Magenentleerung ebenfalls unter Symptomen nach der Nahrungsaufnahme leiden können (Karamanolis et al., 2006), während andere Studien weder häufiges Vorkommen noch den Zusammenhang mit FD-Symptomen feststellen konnten (Bisschops et al., 2008; Sarnelli et al., 2003).

2.4.3.4 Veränderte Empfindlichkeit des Duodenums auf Lipide und Säuren

In einigen Studien konnte gezeigt werden, dass die Passage von fetthaltiger Kost im Duodenum als Folge einer Lipidperfusion sowohl bei Gruppen gesunder Personen als auch bei FD-PatientInnen zur gesteigerten Wahrnehmung ihrer Magenausdehnung führte. Glukose erzeugte diesen Effekt nicht (Feinle & Read, 1996; Feinle et al., 1996).
Diese Beobachtungen lassen sich mit Hilfe einer Zwölffingerdarmfettinfusion erklären. Hierdurch wird neben der nachfolgenden Fettverdauung die Ausschüttung von Cholecystokinin hervorgerufen, dessen Einfluss jedoch durch die Verabreichung eines Lipase-Inhibitors oder eines Cholestocystokinin-A Rezeptor-Antagonisten blockiert werden kann (Feinle et al., 1996; Feinle et al., 2001a; 2001b).
Aufgrund dieser Beobachtungen wurde angenommen, dass die Überempfindlichkeit als Folge einer duodenalen Fettinfusion einen eventuell relevanten Pathomechanismus für die FD darstellen kann (Barbera et al., 1995a; 1995b).
Allerdings wurde hierzu bisher nur eine geringe Zahl von FD-PatientInnen untersucht sodass unklar bleibt, ob duodenale Überempfindlichkeit eine FD-Untergruppe tatsächlich maßgeblich beeinflusst. Darüber hinaus wurde in allen entsprechenden Studien eine intraduodenale Verabreichungsmethode, z. B. von Lipiden angewandt. Neuere Daten zeigten jedoch, dass Untersuchungsergebnisse, welche von intraduodenal verabreichten Lipiden abgeleitet wurden, nicht unbedingt mit Beobachtungen oral eingenommener Fettpräparate vergleichbar bzw. auf diese übertragbar sind (Zerbib et al., 1998; Demarchi et al., 2004).
Weiter war zu überprüfen, inwieweit auch eine duodenale Überempfindlichkeit auf Säure eine Rolle spielen könnte. Eine Studie hat gezeigt, dass die duodenale Infusion von Salzsäure bei einer kleinen FD-Gruppe zu Übelkeit führte, allerdings nicht bei gesunden Kontrollpersonen (Samson et al., 1999).
Vor kurzem konnten Lee und Kollegen (2004a) nachweisen, dass duodenale Ansäuerung in gesunden Testpersonen die Mechanosensivität des Magens steigerte, eine proximale Magenentspannung hervorrief und die proximale Magen-Akkommodation an eine Mahlzeit verhinderte. Die Autoren führten hierzu eine interessante Pilotstudie durch, in der sie bei gesunden Personen sowie bei FD-PatientInnen eine pH-Elektrode zur Säuremessung an proximale Duodenumfalten hefteten. FD-PatientInnen zeigten postprandial einen gesteigerten Anstieg duodenaler Säurefreisetzung im Vergleich zur Kontrollgruppe. Dies wurde einem verminderten Abbau der Salzsäure zugeschrieben. Die PatientInnen mit gesteigerter duodenaler Säurebelastung wiesen zwar mehr FD-Symptome auf, jedoch waren Zusammenhänge mit Symptommustern kaum nachweisbar (Lee et al., 2004a).

Eine andere Erklärung für die gesteigerte Wahrnehmung einer Magenausdehnung basiert auf dem hemmenden Einfluss des Duodenumhormons Enterogastron, welches bei der Passage von Fetten über das Blut zum Magen gelangt und dort die Magensaftsekretion hemmt. Hierdurch wird die Magenpassage erheblich verlangsamt, da die Fettverdauung mehr Zeit benötigt. Durch eine langsamere Pyloruspassage kommt es zu mehr Anreicherung von Nahrung im Magen und letztlich zu einer gesteigerten Wahrnehmung der Magenausdehnung.

2.4.3.5 Veränderung der antro-duodeno-jejunalen Motilität und der myoelektrischen Aktivität des Magens

Anhand von Manometrie-Untersuchungen des oberen Magen-Darm-Trakts bei FD-PatientInnen konnte nachgewiesen werden, dass antrale Hypomotilität bei FD-PatientInnen weit verbreitet ist (Camilleri et al., 1986).
Ungeklärt bleibt allerdings bisher, ob diese Hypomotilität echt ist oder ob es sich dabei lediglich um die Wahrnehmung schwacher Kontraktionen eines erweiterten Antrums bei PatientInnen mit beeinträchtigter Akkommodation handelt, oder ob beides möglich ist, da die Manometrie nur die Kontraktionen wahrnimmt, die das Lumen verengen. Außerdem wurden mit Hilfe einer kutanen Elektrogastrografie bei bis zu zwei Dritteln der FD-PatientInnen Beweise für Störungen der Kontrolle ihrer gastrischen myoelektrischen Aktivität festgestellt. Zusammenhänge zwischen Symptommustern und den Befunden der Elektrogastrografie konnten jedoch nicht festgestellt werden (Lin et al., 1999; Parkman et al., 1997; Pfaffenbach et al., 1997).
Bei PatientInnen mit verzögerter Magenentleerung wurden besonders häufig auch Störungen des elektrischen Magenrhythmus festgestellt. Es ist also vorstellbar, dass die Anwesenheit dieser myoelektrischen Störung auf PatientInnen hinweist, bei denen auch eine auffällige Magenentleerung vorliegt.

2.4.3.6 Hemmung phasischer Kontraktionen im oberen Magen nach Mahlzeiten

Gastrale Kontraktionszustände können mit Hilfe der Barostat-Technik gut untersucht werden, da diese neben der Entspannung des oberen Magenanteils postprandial auch phasische Volumenschwankungen anzeigt, die durch vorübergehende Kontraktionen verursacht werden (Azpiroz & Malagelada, 1987). Phasische Funduskontraktionen führen zu einem vorübergehenden Anstieg der Magenwandspannung, der bei FD-PatientInnen wahrgenommen werden kann (Piessevaux et al., 2001).
Im Rahmen einer neueren Studie wurde festgestellt, dass im Gegensatz zu gesunden Kontrollpersonen bei 15 % der FD-PatientInnen nach dem Essen keine Hemmung der phasischen Kontraktionen des oberen Magenanteils erfolgte. Hier könnte ein Zusammenhang mit leichten bis stärkeren Blähungen und einer H.-pylori-Infektion bestehen (Simren et al., 2003). Die Auswirkungen dieser Erkenntnisse für die Symptomentstehung bedürfen jedoch weiterer Forschung in der Zukunft.

2.5 Diagnostik

Obwohl sich die ROM-III-Kriterien bei der Unterscheidung und besseren Abgrenzung von sich häufig symptomatologisch überschneidenden gastrointestinalen Erkrankungen als sehr hilfreich erwiesen haben, stellt die präzise Diagnostik in der Praxis täglich aufs Neue eine nicht zu unterschätzende Herausforderung dar.

Ein systematischer Überblick über relevante Studien hat gezeigt, dass es weder Hausärzten noch Gastroenterologen allein anhand einer Symptomevaluierung möglich war, bei PatientInnen organische Ursachen von einer funktionellen Dyspepsie zu unterscheiden. Um bei anhaltenden Beschwerden genauer diagnostizieren und darauf aufbauend eine effektive Behandlungsstrategie wählen zu können, waren weitere Diagnoseverfahren, wie die Gastroenteroskopie, notwendig (Zagari et al., 2008; Stölting, 2009).

Es empfiehlt sich, bei PatientInnen, die wegen Oberbauchbeschwerden das erste Mal in einer Praxis vorstellig werden, ein 6-Punkte-Management durchzuführen (Moser, 2007):

1. *Sammeln klinischer Daten*, um festzustellen, ob die dominanten Beschwerden tatsächlich dem Oberbauch zuzuordnen sind.
2. *Bestehen Alarmsymptome*, wie z.B. Gewichtsverlust, rezidivierendes Erbrechen, progressive Dysphagie (Schluckstörung) und gastrointestinaler Blutverlust, welche vor allem mit einer organischen Erkrankung einhergehen und auf diese hinweisen?
3. *Ausschluss der Einnahme*, von Aspirin oder anderer NSAR, welche Erosionen und Ulcera der Magenschleimhaut verursachen können. Diclofenac scheint sich hier weniger schädigend im Vergleich zu Acetylsalicylsäure oder Ibuprofen auszuwirken (Wolf, 2011).
4. *Bei Sodbrennen* ist eine empirische Probetherapie mit Protonenpumpenhemmern sinnvoll. Wenn die Symptome trotz der Säurehemmung bestehen bleiben, ist eine gastroösophageale Refluxerkrankung für die Erklärung des Beschwerdebilds eher unwahrscheinlich.
5. *Noninvasives Testen* auf eine H.-pylori-Infektion bei Betroffenen ohne Alarmsymptome. Bei positivem Test wird aufgrund der Möglichkeit einer Ulcus-Entwicklung eine Eradikationstherapie zwar empfohlen, der Nutzen im Hinblick auf die Behandlung der FD ist jedoch gering (Wirksamkeit der Therapie 1:17).
6. *Sofortige Endoskopie* bei Alarmsymptomen oder Personen über 45–55 Jahren (Empfehlung international abweichend). Es ist sinnvoll, in einem symptomatischen Intervall ohne säuresuppressiver Therapie zu endoskopieren (Zagari et al., 2008) (siehe hierzu auch die Ausführungen zum diagnostischen Goldstandard).

Weiterführende Untersuchungen, wie eine röntgenologische Untersuchung des Dünndarms, sind nur bei Hinweisen auf M. Crohn oder mechanischen Obstruktionen etc. erforderlich. Auch ein Ultraschall des Oberbauchs gehört Moser zufolge nicht unbedingt zu den Routineuntersuchungen. Eine Untersuchung der Magenentleerung ist ebenfalls nicht unabdingbar, da bei weniger als 25 % der FD-PatientInnen eine verzögerte Magenentleerung vorliegt (Moser, 2007).

Untersuchungen an PatientInnen mit dyspeptischen Symptomen haben gezeigt, dass symptomatologisch im Vordergrund stehendes Sodbrennen und Nahrungsrückfluss gute Prädiktoren für eine gastroösophageale Refluxerkrankung sind. Bei PatientInnen mit vorwiegend epigastrischen Schmerzen deuteten diese Symptome dagegen eher auf eine funktionelle Dyspepsie oder peptische Ulzera hin (Stölting, 2009, S. 26; Zagari et al., 2008).

2.5.1 Der diagnostische Goldstandard in der Medizin

Im Bereich der Medizin bezeichnet der Begriff „*Goldstandard*" eine allgemein akzeptierte Untersuchungsmethode zur Ermittlung des wahren Krankheitszustandes von PatientInnen, ungeachtet anderer positiver oder negativer Befunde, Auffälligkeiten und Empfindungen, die im Zusammenhang mit bereits durchgeführten Diagnoseverfahren festgestellt wurden (Timmermans & Berg, 2003; Krämer, 2005; Eckart, 2009).

Unter dem Begriff „Goldstandard" wird außerdem ein anerkanntes Vergleichsmessverfahren verstanden, welches eine angenommene größtmögliche Effektivität und Wertigkeit in Bezug auf folgende Kriterien besitzt:

- die Wirksamkeit der Anwendung einer bestimmten Medikation sowie
- die Wirksamkeit von Therapien verglichen mit anderen medikamentösen Behandlungsformen (O'Toole, 2013).

Krämer (2005) definiert den Goldstandard als das zurzeit allgemein anerkannte Procedere bezogen auf Krankheiten, als den hierfür definitiv maßgeblichen Standard (Krämer, 2005). Dieser Standard bildet die Basis, das Fundament, an dem sich Behandler orientieren und an dem sich jedes neue Verfahren messen muss (Timmermans & Berg, 2003; Eckart, 2009). Ist ein solcher Standard einmal etabliert, ist seine Autorität oft so maßgebend, dass es schwierig ist, ihn zu erschüttern oder gar einen neuen Goldstandard zu kreieren (Timmermans & Berg, 2003).

2.5.2 Die Endoskopie als Goldstandard zur Diagnostik der FD

In der vorliegenden Masterthesis soll unter der Bezeichnung Goldstandard *die beste Methode zum Nachweis oder Ausschluss einer Erkrankung* verstanden werden. Die Endoskopie stellt den Goldstandard zur Untersuchung des oberen Gastrointestinaltrakts und somit zur Ausschlussdiagnose von FD dar (Drossman et al., 2006).

Wie bereits ausgeführt (➤ Kap. 2.1) bestätigt sich der Befund der funktionellen Dyspepsie durch Ausschlussdiagnostik. Dies bedeutet in der Regel, dass durch Anamnese, Tastbefund, Blutuntersuchung, eine eventuell erfolgte Oberbauch-Sonografie und eine etwaige erfolgte Therapie aufgrund einer Verdachtsdiagnose keine genauere Diagnose gestellt werden konnte, bzw. kein für den Patienten/die Patientin zufriedenstellender Rückgang der Beschwerden erfolgt ist.

Mit Hilfe der Endoskopie ist es dem behandelnden Arzt möglich, einen Sichtbefund der Innenfläche des Gastrointestinaltrakts zu erhalten. Damit ist die funktionelle Dyspepsie mit ihren auf den Oberbauch bezogenen, chronischen oder chronisch rezidivierenden Symptomen, für die bislang keine ersichtliche Ursache gefunden werden konnte, eine der wichtigsten Erkrankungen, die eine endoskopische Untersuchung begründen (Saadat-Gilani, 2005).

Es konnte nachgewiesen werden, dass die Genauigkeit der Diagnose organischer Läsionen bei endoskopischen Untersuchungen bei über 95 % liegt (Saadat-Gilani, 2005).

Veränderungen der Mukosa sowie deren Durchblutung sind bestens einsehbar. Gleichzeitig können im Rahmen der endoskopischen Untersuchung Biopsien entnommen werden, um Infektionen mit H. pylori, präkanzeröse Veränderungen und andere maligne Erkrankungen zu diagnostizieren. In verschiedenen Studien hat sich ein positiver H.-pylori-Test nach endoskopischer Biopsie als hilfreicher Hinweis auf peptische Ulzera bei PatientInnen mit noch nicht evaluierter Dyspepsie erwiesen (Saadat-Gilani, 2005).

Vor Durchführung der Endoskopie empfiehlt es sich, für mindestens zwei Wochen antisekretorische Medikamente abzusetzen, da diese kleine maligne Geschwüre abheilen lassen und außerdem die Überwucherung maligner Veränderungen mit normaler Mucosa fördern und somit Krebserkrankungen in einem frühen Stadium maskieren (Zagari et al., 2008; Stölting, 2009).

2.5.3 Endoskopische Untersuchung vs. empirische Behandlung von PatientInnen mit dyspeptischen Beschwerden

2.5.3.1 Endoskopische Untersuchung

Von einer routinemäßigen Endoskopie bei dyspeptischen Beschwerden sollte abgesehen werden, da die Untersuchung nicht nur kostspielig ist, sondern sich auch aus der großen Mehrheit der gastroskopischen Befunde keine Konsequenzen für die Therapie ergeben. Darüber hinaus besteht ein zwar geringes, aber dennoch definitives Schädigungsrisiko durch die Untersuchung in Form von kardiopulmonalen Störwirkungen (1 : 2.600) sowie Perforationen (1 : 4.200) und Blutungen (1 : 10.000).

Internationalen Richtlinien zufolge wird die sofortige Durchführung einer Endoskopie für zwei Gruppen von Dyspepsie-PatientInnen empfohlen, und zwar bei:

1. PatientInnen mit bestimmten Warnsymptomen und
2. bei älteren PatientInnen mit neu aufgetretener Dyspepsie.

Warnsymptome bei Dyspepsie-PatientInnen

Bei ca. 10 % der PatientInnen, die sich in der Allgemeinpraxis wegen dyspeptischer Beschwerden vorstellen, liegen die nachfolgend aufgeführten *Warnsymptome* vor:

- gastrointestinale Blutungen,
- Eisenmangelanämie,
- fortschreitender, unbeabsichtigter Gewichtsverlust,
- fortschreitende Dysphagie (Schluckstörung),
- Odynophagie (Schmerzen beim Schlucken hinter dem Brustbein),
- anhaltendes Erbrechen,
- epigastrische Masse bei Palpation und/oder
- bestehende Hochrisikofaktoren für Krebs:
- familiäre Malignitäten im oberen Gastrointestinaltrakt,
- frühere Magengeschwüre,
- vorangegangene Magenoperationen,
- Barrett-Ösophagus,
- intestinale Metaplasie oder atrophische Gastritis.

Liegt eines oder mehrere der hier genannten Warnsymptome vor, sollte sofort endoskopisch untersucht werden, um die Möglichkeit von Magengeschwüren oder Malignitäten auszuschließen, obwohl tatsächlich nur bei einer Minderheit der Betroffenen letztlich strukturelle Läsionen nachweisbar sind (arznei-telegramm®, 2008).

Ältere PatientInnen mit neu aufgetretener Dyspepsie

Da bei älteren Menschen ein höheres Risiko für maligne Erkrankungen besteht, wird bei ihnen auch ohne Warnzeichen eine Endoskopie empfohlen. Das hierbei zu berücksichtigende Alter variiert zwischen 45 Jahren in Asien und Deutschland und 55 Jahren im angloamerikanischen Raum. In westlichen Ländern ist der Vorteil einer endoskopischen Routineuntersuchung umstritten, da hier die Prävalenz von Magenkrebs rückgängig ist.

2.5.3.2 Empirische Behandlung

In Anlehnung an die Richtlinien Englands werden PatientInnen über 55 Jahren mit einer unkomplizierten Dyspepsie, deren Beschwerden bereits länger als zwei Monate andauern, zunächst empirisch behandelt. PatientInnen unter 55 Jahren ohne vorhandene Warnsymptome können sofort empirisch behandelt werden, da bei diesen PatientInnen nur sehr selten Malignitäten auftreten. Um dennoch auch bei diesen PatientInnen eine Infektion mit H. pylori auszuschließen, ist die genaueste und am häufigsten genutzte nicht invasive Methode der 13C-Harnstofftest. Der Stuhl-Antigen-Test ist eine gleichwertige Alternative mit ähnlicher Sensitivität und Spezifität.
Die empirische Behandlung beinhaltet nach schulmedizinischen Kriterien eine antisekretorische Therapie mit Protonenpumpenhemmern oder bei einer festgestellten H.-pylori-Infektion eine Eradikation des Erregers (Test-and-Treat). Bessern sich die Symptome nach der empirischen Behandlung nicht, wird eine Endoskopie dringend empfohlen. Auf die Therapie der FD wird im Kapitel „gängige Therapiemethoden der FD“ näher eingegangen (arznei-telegramm®, 2008; Stölting, 2009, S. 26; Zagari et al., 2008).

2.6 Therapie

2.6.1 Therapie der FD aus allopathischer, schulmedizinischer Sicht

Nach eingehender Anamnese, differenzialdiagnostischer Untersuchung und Abklärung von Alarmsymptomen (Schema in ➤ Abb. 2.2) kann eine Therapie erfolgen. Bei vorliegenden Alarmsymptomen muss zur weiteren Untersuchung an den Facharzt überwiesen werden. Dort erfolgt u. a. eine Gastroenteroskopie zur genaueren Analyse der Alarmsymptome. Besteht Verdacht auf eine H.-pylori-Infektion, wird der C13-Atemtest durchgeführt. Fällt dieser positiv aus, sollte eine Eradikation durchgeführt werden. Ist er negativ, erfolgt eine empirische, meist medikamentöse Therapie (➤ Kap. 2.6.3).

2.6.2 Vom behandelnden Facharzt empfohlene Maßnahmen

Zur Linderung von FD-Beschwerden wird Fachärzten empfohlen folgende Maßnahmen bei FD-PatientInnen zu berücksichtigen: Auf den Konsum von Kaffee sollte nach Möglichkeit verzichtet werden, da dieser in vielen Fällen zu Verschlimmerung der FD-Beschwerden führt (Elta et al., 1990). Weiter wird vom Alkoholkonsum, vom Rauchen sowie von der Einnahme von NSAR abgeraten, auch wenn bislang noch keine allgemein gültigen Beweise für die Effektivität dieser Maßnahmen vorliegen (Talley et al., 1994c). Stark gewürzte sowie fette Speisen sind ebenfalls zu meiden, da diese postprandiale Beschwerden hervorrufen können. Symptome, wie frühes Sättigungsgefühl, Völlegefühl nach dem Essen, Blähungen oder Übelkeit, können durch die Aufteilung der Mahlzeiten auf sechs kleinere, fettarme Portionen gelindert werden. Der formale Beweis für die Wirksamkeit dieser Maßnahme fehlt allerdings ebenfalls. Bei neuromuskulären Störungen des Magens, die zur Veränderung der Durchmischung des Mageninhalts oder auch der Magenentleerung führen können, wird die Aufrechterhaltung eines ausgeglichenen Flüssigkeitshaushalts empfohlen (Drossman et al., 2006). Im Falle von Angstzuständen oder Depressionen, bei denen psychopathologische Zusammenhänge mit der FD gesichert sind, aber auch bei

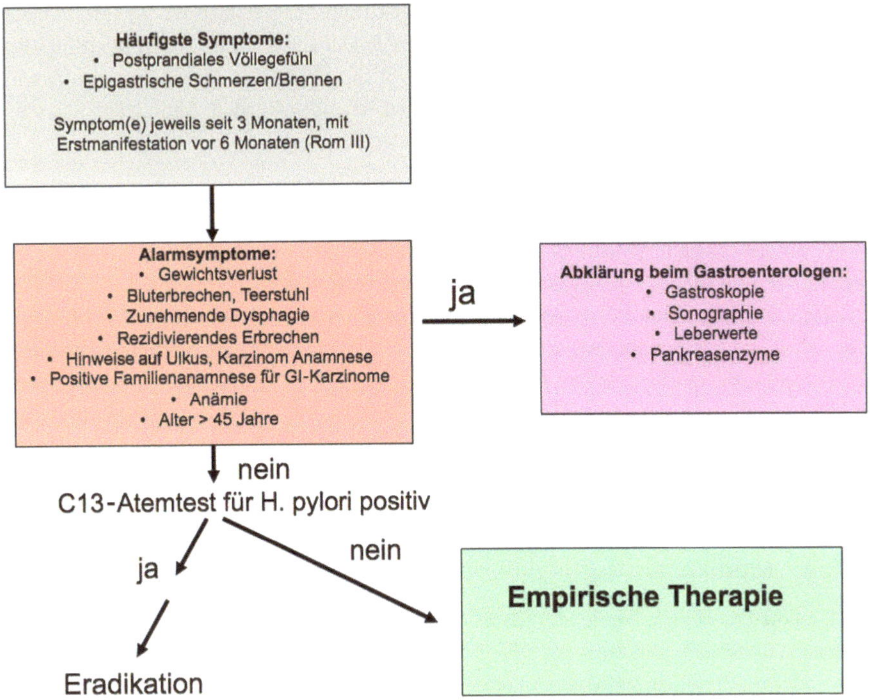

Abb. 2.2 Vorgehensweise bei FD aus allopathischer, schulmedizinischer Sicht [T789]

anderen psychologischen Warnzeichen wird zusätzlich eine psychotherapeutische Behandlung angeraten. Hier können auch Entspannungstechniken, wie z. B. autogenes Training oder progressive Muskelentspannung, hilfreich sein, um Stress besser bewältigen zu können. Physikalische Therapien oder Bewegungsmaßnahmen werden nur am Rande erwähnt, da sie zur Verbesserung der FD-Symptomatik allenfalls einen ergänzenden Stellenwert zu haben scheinen (Delbrück & Haupt, 1998).

2.6.3 Medikamentöse Therapie

2.6.3.1 Antazida

Zur Neutralisierung bzw. Pufferung der Magensäure werden Antazida verabreicht, deren Wirkung allerdings kontrovers diskutiert wird. Verschiedene Antazida, wie Sucralfate und Misoprostol, haben sich in Studien als teilweise hilfreich und teilweise nicht hilfreich erwiesen und zum Teil wirkten sie sich sogar negativ auf die FD-Symptome aus. Die Wirkung von Bismut ist ebenfalls umstritten, neuere Studien weisen jedoch auf einen positiven Trend in Richtung Symptomverbesserung hin (Rokkas et al., 1988; Hausken et al., 1990; Kang et al., 1990; Gudjónsson et al., 1993).

2.6.3.2 H2-Blocker

H2-Blocker bzw. Antihistaminika oder Histamin-Rezeptorblocker sind Wirkstoffe zur Abschwächung oder Aufhebung der Wirkung von Histamin. Im Rahmen einer Cochrane Metaanalyse konnte zwar ein signifikanter Nutzen von bei der FD-Gruppe eingesetzten H2-Rezeptor-Antagonisten gegenüber der Placebogruppe festgestellt werden (Moayyedi et al., 2004). Allerdings liegt diesen Untersuchungen lediglich eine relativ kleine Stichprobengröße zugrunde, wobei fälschlicherweise auch Reflux-Betroffene als FD-PatientInnen behandelt wurden. Antihistaminika scheinen damit eher eine moderate Wirkung bei FD aufzuweisen.

2.6.3.3 Protonenpumpen-Inhibitoren (PPI)

Bei PPI handelt es sich um Medikamente, die die Bildung von Magensäure in den Belegzellen des Magens unterdrücken. In einer großangelegten Cochrane Metaanalyse konnte bei FD-PatientInnen eine Besserung durch PPI gegenüber der Placebogruppe nachgewiesen werden (Moayyedi et al., 2004). Eine Nebenanalyse von sechs der hierbei berücksichtigten Studien zeigte keinen Wirksamkeitsunterschied zwischen PatientInnen, die mit der vollen und PatientInnen, die mit der halben Medikamentendosis behandelt wurden. Auch die doppelte Dosis ergab keinen Unterschied zur einfach dosierten Anwendung der PPI. Wie stark Symptomverbesserungen bei den ProbandInnen eventuell von einer unbemerkten gastroösophagealen Refluxerkrankung abhängig waren, bleibt ungeklärt.

2.6.3.4 Medikation zur Helicobacter-pylori-Eradikation

Die H.-pylori-Eradikation bezeichnet die medikamentöse Eliminierung des Helicobacter pylori Bakteriums im Magen, und zwar mit Hilfe einer Kombinationstherapie über sieben Tage, bestehend aus einem Protonenpumpenhemmer und zwei Antibiotika. Eine Metaanalyse zeigte eine in der Zusammenfassung 9-prozentige Risiko Reduzierung bei FD-PatientInnen gegenüber der Placebogruppe bei einer Follow-Up Untersuchung nach 12 Monaten (Moayyedi et al., 2006). Eine andere Metaanalyse berichtete keine Vorteile durch die Eradikationstherapie. Dieses Ergebnis könnte jedoch zu Stande gekommen sein, da weniger verfügbare Studien in die Auswertung mit einflossen (Laine et al., 2001).

2.6.3.5 Prokinetika

Prokinetika sind Medikamente, welche die Vorwärtsperistaltik des Magen-Darm-Trakts fördern, während sie die Rückwärtsperistaltik hemmen. Darüber hinaus können sie die Eröffnungsfrequenz des Pylorus beschleunigen. Sie werden bevorzugt bei Übelkeit, Erbrechen, Völlegefühl, Oberbauchschmerzen und Magenentleerungsstörungen angewendet. Zu den Prokinetika zählen:

1. Metoclopramid (MCP)
   MCP scheint bei FD wirksam zu sein. Dies wurde jedoch bisher nur unzureichend untersucht, denn die meisten Studien verglichen MCP lediglich mit der Wirkung anderer Medikamente, ohne den Einsatz einer Placebogruppe. Darüber hinaus wird der Einsatz von MCP durch diverse Nebenwirkungen eingeschränkt (Johnson, 1971; Perkel et al., 1979). Zu diesen Nebenwirkungen gehören Benommenheit, Angstzustände, Depressionen und extrapyramidale Symptome; besonders bei älteren PatientInnen können mitunter irreversible Spätdyskinesien im Gesicht oder an den Extremitäten auftreten.
2. Domperidon
   Davis und Kollegen konnten in Ihrer Studie aus dem Jahre 1988 eine Verbesserung von FD-Symptomen und idiopathischer Gastroparese durch die Gabe von Domperidon nachweisen, wobei es aber nicht zu einer schnelleren Magenentleerung kam (Davis et al., 1988). Auch andere Studien belegen, dass Domperidon stärker als Placebos FD-Symptome reduzierte (Veldhuy-

zen van Zanten et al., 2001). Domperidon erhöht allerdings das Plasma Prolactin Level, was bei 5 % der Patientinnen zu einem Spannungsgefühl in den Brüsten und zu Milchfluss führte. Weitere Nebenwirkungen können Nachlassen der Libido, Menstruationsstörungen und Impotenz sein.

3. Cisaprid
   In zwei Metaanalysen konnten signifikante Vorteile von Cisaprid gegenüber der Placebogruppe nachgewiesen werden. Durch die Gabe von Cisaprid verbesserten sich Beschwerden, wie epigastrische Schmerzen, frühes Sättigungsgefühl, Spannungsgefühl im Bauch und Übelkeit (Moayyedi et al., 2004; Veldhuyzen van Zanten et al., 2001). Die beschriebenen positiven Resultate könnten allerdings einer relativ einseitigen Auswahl von Veröffentlichungen geschuldet sein (Talley et al., 2005), ansonsten wurde Cisaprid wegen seiner zwar seltenen, jedoch fatalen Nebenwirkungen, wie Herzrhythmusstörungen, bereits weltweit von den meisten Märkten genommen.
4. Motilin-Agonisten
   Um die Verbesserung der Magenmotilität zu erreichen, kann Erythromycin zur Anwendung kommen. Dieses makrolide Antibiotikum wirkt am Motilinrezeptor als Agonist auf Nerven und glatte Muskulatur und erzeugt dabei kräftige antrale Kontraktionen. Da makrolide Verbindungen allerdings auch Kontraktionen des Dünndarms verstärken und deswegen zu Bauchkrämpfen und Durchfall führen können, tolerierte ein Drittel der ProbandInnen einer Studie, bei der Erythromycin bei Gastroparese appliziert wurde, das Medikament nicht (Johnson, 1971). Es gibt mittlerweile auch synthetische motilingleiche Moleküle, welche die Magenentleerung beschleunigen und keine antibakterielle Aktivität entwickeln sollen. Diese Medikamente wurden jedoch bei FD-PatientInnen noch nicht ausreichend getestet (Talley et al., 2000).

2.6.3.6 Antidepressiva

Antidepressiva modulieren die zentrale Verarbeitung von viszeralen Reizen sowie potenzielle Veränderungen von Darmempfindungen. Daraus lässt sich ein möglicher Wert für FD-PatientInnen ableiten (Tanum & Malt, 1996). In einer Studie, bei der sieben PatientInnen mit Amitryptilin behandelt wurden, konnte eine Verbesserung der FD-Symptome nachgewiesen werden, aber keine der viszeralen Überempfindlichkeit und des Schlafverhaltens (Mertz et al., 1998). Während bei anderen FGS nachweisbar Erfolge mit Antidepressiva erzielt wurden, waren derartige Nachweise bei FD bisher noch nicht möglich.

2.6.3.7 Anwendung anderer Medikamente

1. Itoprid
   Itoprid ist ein neuerer prokinetischer Wirkstoff, der sowohl als Dopamin-D2-Rezeptor-Antagonist als auch als Acetylcholinesterase-Hemmer agiert. Die bisherigen Studien konnten signifikante Symptomverbesserungen bei Itopridgabe gegenüber Placebogruppen nachweisen. Insgesamt ist die Wirksamkeit bisher jedoch noch ungenügend erforscht (Holtmann et al., 2006).
2. Spasmolytika
   Zwei kleinere Crossover-Studien mit dem krampflösenden Medikament Dicyclomin zeigten keine Verbesserung gegenüber Placebos (Walters et al., 1980; Kagan et al., 1984). Zu einem ähnlichen Ergebnis kam auch eine andere Studie, bei der 24 PatientInnen mit Trimebutin behandelt wurden (Melzer et al., 2004). Neuere, selektiver wirkende M3-spasmolytische Medikamente wurden bereits entwickelt, aber noch nicht bei FD-PatientInnen getestet.

3. Phytotherapie
   Verschiedene FD-Studien zeigten Symptomverbesserung unter Anwendung von Präparaten mit Pflanzenextrakten, wie der bitteren Schleifenblume, Kamille, Pfefferminzblättern, Kümmel, Süßholzwurzel und Zitronenmelisse (Bensoussan et al., 1998). Es ist jedoch noch nicht geklärt, welche Komponenten für die Wirksamkeit verantwortlich waren.

2.6.4 Künftige Therapieansätze

2.6.4.1 Medikamentöse Therapie

Gegenstand aktueller Studien sind vor allem viszeral schmerzlindernde und den Magenfundus entspannende Medikamente. Viszerale Analgetika modulieren gastrische und duodenale Empfindungen (Fraitag et al., 1994; Coffin et al., 1996; Read et al., 1997). Sie konnten außerdem das Auftreten von übermäßigem Sättigungsgefühl hinauszögern und Völlegefühl nach dem Essen verringern (Delgado-Aros et al., 2003). Einige Daten weisen auch auf eine mögliche Verbesserung der Magenentleerung hin (Kurz & Sessler, 2003). Bei Chemotherapie-PatientInnen konnten Übelkeit und Erbrechen durch die Gabe von Aprepitant reduziert werden. Dieses Medikament wurde jedoch noch nicht bei FD getestet (Chawla et al., 2003).
Fundus entspannende Medikamente werden eingesetzt, um einen der dominanten pathophysiologischen Mechanismen der FD, die gestörte Magenwandanpassung auf den Mageninhalt, positiv zu beeinflussen. Einige Präparate zeigten durchaus Erfolge bei FD und wirkten sich nachweisbar positiv auf die Fundusentspannung, dyspeptische Symptome und die Magenakkommodation aus (Kuo et al., 2002; Tack et al., 2003).
Eine weitere, zur Behandlung von FD eingesetzte Medikamentengruppe sind die Cholecystokinin-(CCK-)Antagonisten. CCK-Antagonisten sind spezifische Rezeptor-Antagonisten, welche die Rezeptorstelle für das Peptidhormon CCK blockieren. Durch die Applikation von Dexloxiglumid konnten aufgrund duodenaler Lipid-Infusion entstandene Symptome reduziert werden (Feinle et al., 2001a; Lal et al., 2004).

2.6.4.2 Psychotherapie und Hypnotherapie

Im Verlauf eines zwölfwöchigen Tests von FD-PatientInnen schnitt die psychotherapeutisch behandelte Gruppe besser ab als die empirisch behandelte Gruppe. Beim nach zwölf Monaten durchgeführten Follow-up zeigten sich jedoch keine Unterschiede mehr. In acht großen psychotherapeutischen Studien von Soo und Kollegen (2005), von denen vier randomisiert kontrolliert (RCT) waren, ergab sich ein signifikanter Symptomrückgang in der FD-Gruppe im Vergleich zur Kontrollgruppe. Bei einigen Teilnehmern bestand die Besserung auch noch nach einem Jahr. Daraus lässt sich schließen, dass der psychotherapeutische Ansatz für die Behandlung von FD-Symptomen von großer Bedeutung sein könnte, was jedoch in weiteren Studien noch zu überprüfen bleibt (Hamilton et al., 2000).
Calvert und Kollegen konnten in ihrer Studie aus dem Jahre 2002, in der sie die Anwendung von Hypnotherapie bei FD-PatientInnen untersuchten, exzellente Resultate vorweisen, die zu einer deutlichen Verbesserung der Symptome, der Steigerung der Lebensqualität und dem Absetzen von Medikamenten führte (Calvert et al., 2002). Auch nach 56 Monaten waren noch Langzeiteffekte im Vergleich zur Kontrollgruppe nachweisbar. Damit scheint die Hypnotherapie besonders vielversprechend für die Therapie von FD zu sein, was jedoch auch durch weitere Studien zu untermauern ist.

2.7 Therapie der FD aus osteopathischer Sicht

2.7.1 Osteopathischer Therapieansatz dieser Thesis

Begründet wurde die Osteopathie im Jahre 1874 von Dr. Andrew Taylor Still, der damit ursprünglich eine vorwiegend sanfte manualmedizinische Methode unter einem ganzheitlichen Aspekt verwirklichen wollte (Still, 1908).
Diesem Ansatz folgen auch die Ausführungen der vorliegenden These, die sich hinsichtlich der Behandlung der FD aus osteopathischer Sicht vor allem auf die in Europa praktizierte Art der Osteopathie beziehen. Die einzige US-amerikanische Studie zum Osteopathic Manual Treatment und der FD wird jedoch ebenfalls besprochen (➤ Kap. 2.7.3).
In Europa sind Osteopathen im Allgemeinen nicht berechtigt, verschreibungspflichtige Medikamente zu verordnen oder Injektionen zu setzen, geschweige denn zu operieren. Behandlungen werden in den meisten Fällen ausschließlich manuell durchgeführt. In den USA dagegen sind Osteopathen (DO – Doctor of Osteopathy) den amerikanischen Ärzten (MD – Medical Doctor) gleichgestellt und dürfen alle ärztlichen Tätigkeiten von der Medikation über die Injektion bis hin zu chirurgischen Eingriffen durchführen. Diese Unterschiede werden in ➤ Tab. 2.9 verdeutlicht.

2.7.2 Osteopathiestudien zu FD in Europa

Zur osteopathischen Behandlung der FD existieren bisher in Europa nur sehr wenige Studien. In einer von Jiménez (2008) an der Osteopathic School of Madrid veröffentlichten Studie wurden durch Manipulation des Wirbelsegments Th4–5 ausgelöste Veränderungen der DHRS Quality of Life's Scale sowie der Schmerzreizschwelle durch Druck auf die thorakalen Processi spinosi 4–6 untersucht. Diese experimentelle randomisierte Doppelblindstudie wurde über einen Zeitraum von vier Wochen mit 86 FD-PatientInnen im Alter von 18–45 Jahren sowie mit einer Kontrollgruppe durchgeführt. Die PatientInnen wurden einmal pro Woche durch Manipulation des Wirbelsegments Th4–5 behandelt. Die Schwelle des thorakalen Druckschmerzes wurde per digitaler Druckalgesiometrie und der Gesundheitszustand per DHRS-Fragebogen vor und nach jeder Behandlung gemessen.
Die Auswertung der Studie ergab, dass die vertebrale Manipulation thorakal 4–5 zwar keine deutliche Veränderung der Algesiometrie bezüglich der Processus spinosi thorakal 4–6 vor und nach den Behandlungen bewirkte, jedoch den Score des Gesundheitsfragebogens DHRS bei PatientInnen mit funktioneller Dyspepsie im Vergleich zur Placebo- und Kontrollgruppe positiv beeinflusste.
In einer weiteren Studie untersuchte Figuerola Foix (2010) an der Escola d'Osteopatia de Barcelona (EOB) 23 Artikel von Medizinern und Osteopathen. Im Fokus der Recherche standen die aktuelle Pathophysiologie der FD, mögliche osteopathische Behandlungsansätze bei FD und die Darstellung neurophysiologischer Zusammenhänge, wie z. B. somatoviszeraler Reflexe. Die Literaturrecherche

Tab. 2.9 Unterschiede zwischen europäischen und US-amerikanischen Osteopathen. Daten aus [F814–001]

Osteopathie in Europa	Osteopathie in den USA
• keine einheitliche Ausbildung	• geregelte Hochschulausbildung
• ganzheitlicher Ansatz	• allopathischer Ansatz
• fast ausschließlich manuelle Methoden	• kaum manuelle Methoden

zeigte, dass auf dem Gebiet der Pathophysiologie der FD zwar vielversprechende Fortschritte gemacht werden, dass jedoch nach wie vor keine eindeutigen Beweise für die Wirkmechanismen erbracht werden konnten. Weiter zeigte die Autorin, dass bislang nur sehr wenige Referenzen in Bezug auf osteopathische Behandlungen im Zusammenhang mit funktioneller Dyspepsie existieren. Ebenso seien Studien, welche signifikante Zusammenhänge zwischen FD-Symptomen und einer wirksamen osteopathischen Therapie herstellen, eher selten (Figuerola Foix, 2010).

Ein von Beck (2011) im Journal Osteopathische Medizin veröffentlichter Artikel über osteopathische Therapieoptionen bezogen auf das autonome Nervensystem wies die Reduktion abdominaler Beschwerden (Obstipation, Diarrhö, verlängerte Transitzeit und Übelkeit) während eines Kontrollzeitraums von vier Wochen als Folge der Mobilisation der Oberbauchorgane und einer Stimulation des Plexus coeliacus nach. Weiter wurden positive Effekte, wie die Erhöhung der Kontraktionsgeschwindigkeit des Antrums, nach einer Vibrationsstimulation des Plexus coeliacus mit 35 Hz unter Ultraschall beobachtet. Die Autorin folgert aus den erzielten Ergebnissen, dass derartige manuelle neurovegetative Stimulationen auch bei FD-PatientInnen hilfreich sein könnten (Beck, 2011).

Eine weitere Studie mit dem Titel „Does Visceral Manipulation Works in Treating Functional Dyspepsia?" wurde von Rossi in den Jahren 2009/2010 am International College of Osteopathic Medicine in Italien eingeleitet. Ziel der Studie war es, zu evaluieren, inwieweit viszerale Manipulation zusätzlich zu einer medikamentösen Therapie effektiv bei FD-PatientInnen wirkt. Da die Studie vorzeitig abgebrochen werden musste, liegen nur vorläufige Ergebnisse vor. Diese allerdings besagen, dass die Symptome der FD-PatientInnen durch zusätzliche viszerale Manipulation deutlich verbessert oder sogar ganz beseitigt werden konnten, wenn sie Folge einer gastrointestinalen, beispielsweise durch einen Virus ausgelösten Entzündung waren. Bestand allerdings ein Zusammenhang der Symptome mit emotionalen Faktoren, wie starker Stressbelastung, konnte die zusätzliche viszerale Manipulation die Symptome nur kurzzeitig lindern (Rossi, 2009; M. Rossi, persönliche Kommunikation, 4. November 2013).

2.7.3 Osteopathiestudien zu FD in den USA

Aus den USA liegt bisher eine einzige Fallstudie zur Anwendung von Osteopathic Manual Treatment (OMT) bei FD vor, in der zusätzlich zur osteopathischen Behandlung das Medikament Metoclopramid (➤ Kap. 2.6.3.5) eingesetzt wurde. Mirocha und Parker (2012) beschreiben in ihrer Studie eine 37-jährige Frau mit therapieresistenter FD, die seit vier Jahren intermittierend unter postprandialer Übelkeit und Erbrechen litt. Die Symptome waren von keiner bestimmten Nahrung, Tageszeit oder der Einnahme bestimmter Medikamente abhängig. Während der vorangegangenen vier Jahre war sie gastroenterologisch mit verschiedenen Medikationen, u. a. mit H2-Blockern, PPI und MCP behandelt und mehreren Gastroskopien unterzogen worden.

In der osteopathischen Untersuchung zeigte sich ihr Abdomen weich, nicht empfindlich und nicht gebläht. Das Gewebe um das Ganglion mesentericum superius war kongestioniert, Th5 stand in Flexion/Rotation re./Seitneigung re. und es zeigte sich eine Gruppenläsion von Th7–9 in Rotation re./Seitneigung li. Sonst lag kein physischer Befund vor. Diese Patientin schien also unter dem Postprandial Distress Syndrome zu leiden, da bei ihr postprandiale Übelkeit und Erbrechen ohne organische, systemische oder metabolische Ursache dominant waren. Die anfängliche Behandlung erfolgte durch Weichteildehnungen und Massagetechniken der thorakolumbalen Wirbelsäule. Anschließend wurden die thorakalen Läsionen mit Muscle Energy Technique im Sitzen und HVLA-Technique aus

Rückenlage behandelt. Abgeschlossen wurde die Behandlung mit der Anweisung, 2,5 mg MCP zu den Mahlzeiten einzunehmen und sich nach einem Monat wieder vorzustellen.
Nach sechs Monaten kam die Patientin wieder und berichtete von einer 90-prozentigen Symptomverbesserung. Das MCP habe sie bereits nach wenigen Tagen abgesetzt, da es offenbar keinen Unterschied bezüglich ihrer Symptomatik bewirkt habe (Mirocha & Parker, 2012).

2.8 Kurzzusammenfassung

Das vorstehende Kapitel diente dem Zweck, zunächst einen theoretischen Rahmen für die vorliegende Studie zu erstellen. Hierzu wurde im Anschluss an eine ausführliche Definition des Krankheitsbilds der FD die Rome Foundation vorgestellt, deren Mitarbeiter mit den ROM-I- bis ROM-III-Kriterien die Grundlagen der FD-Diagnostik bereitgestellt haben. Weiter wurden im Zusammenhang mit der Epidemiologie verschiedene externe Risikofaktoren für das Auftreten von FD und im Zusammenhang mit der Pathogenese und Pathophysiologie interne gastrointestinale Faktoren, die eine FD begründen könnten, vorgestellt. Den Abschluss des Kapitels bildeten Ausführungen zu Diagnostik und Therapie der FD aus allopathischer sowie aus osteopathischer Sicht. Insgesamt musste festgestellt werden, dass die Mechanismen, die zum Auftreten von FD-Symptomen bzw. zu einer Verschlechterung dieser Symptome, führen können, bisher noch nicht ausreichend untersucht wurden. Schulmedizinisch konnte bisher keine gesicherte Therapie bzgl. der FD angeboten werden, während Psychotherapie und Hypnotherapie sich als erfolgversprechendere Therapiemethoden bei FD darstellten.
Auf die sich im Zusammenhang mit der oben geschilderten Problematik ergebende Forschungsfrage soll im folgenden Kapitel näher eingegangen werden.

Abbildungs- und Tabellennachweis

Alle Abbildungen und Tabellen ohne spezielle Kennzeichnung wurden von Tom Gierlichs erstellt.

F812–001	Haag, S., et al. (2011): A 13-nation population survey of upper gastrointestinal symptoms: prevalence of symptoms and socioeconomic factors. Aliment Pharmacol Ther., 33(6):722–9.
F813–001	Reprinted from: Drossman, D. A. (2006): The functional gastrointestinal disorders and the Rome III process. Gastroenterology, 130(5):1377–90.
F814–001	Mahadeva, S., Goh, K. (2006): Epidemiology of functional dyspepsia: a global perspective. World J Gastroenterology, 12(17):2661–6.
F815–001	Ghoshal, U., et al. (2011): Epidemiology of uninvestigated and functional dyspepsia in Asia: facts and fiction. Journal of Neurogastroenterology and Motility, 17(3):235–44.
F816–001	Häuser, W., Grandt, D. (2002): Tabakassoziierte gastrointestinale Erkrankungen: Raucherentwöhnung – eine Aufgabe für Gastroenterologen. Zeitschrift für Gastroenterologie, 40:815–21.
F817–001	Yarandi, S., Christie, J. (2013): Functional dyspepsia in review: pathophysiology and challenges in the diagnosis and management due to coexisting gastroesophageal reflux disease and irritable bowel syndrome. Gastroenterology Research and Practice, 1–8.
T789	Prof. Dr. med. Christoph Beglinger, Leiter Gastroenterologie, Universitätsspital Basel.

3 Forschungsfrage

Einleitend ist festzuhalten, dass die hier vorgestellte Studie bezüglich der Beeinflussung von FD-PatientInnen durch osteopathische Interventionen dazu dienen soll, eine bisher vorhandene Forschungslücke aufzufüllen.
Nachfolgend soll zunächst die Forschungsfrage, auf der die vorliegende Studie basiert, entwickelt werden (➤ Kap. 3.1), bevor auf die daraus abgeleiteten Hypothesen (➤ Kap. 3.2) und deren Bedeutung sowohl für FD-PatientInnen (➤ Kap. 3.3) als auch für die Osteopathie (➤ Kap. 3.4) im Einzelnen eingegangen wird.

3.1 Fragestellung

Die wiederholte Zusammenarbeit mit PatientInnen, die unter FD-Symptomen litten und denen seitens ihrer behandelnden Ärzte oder Therapeuten in den meisten Fällen keine ganzheitlichen Therapievorschläge unterbreitet wurden, sondern sich die Behandlung vorwiegend auf die Wirksamkeit von Protonenpumpeninhibitoren stützte, führte dazu, dass der Verfasser dieser Studie während der letzten Jahre ein spezielles Behandlungskonzept für FD-PatientInnen entwickelt hat. Die Basis dieses für jeden Patienten/jede Patientin individuellen Konzeptes bildeten osteopathische Behandlungen nach dem Black-Box-Prinzip. Daneben wurden die Stressbelastung der PatientInnen im privaten und beruflichen Bereich, der Biorhythmus und das Schlafverhalten, die Ernährungsgewohnheiten, eventuelle Suchtgewohnheiten, wie Rauchen, regelmäßiger Konsum von Alkohol und/oder Süßwaren, sowie Hobbys und Sport einer eingehenden Analyse unterzogen.
Die Therapie zielte darauf ab, die PatientInnen nach und nach für die eigene Person sowie für Ihre Umgebung stärker zu sensibilisieren und die Auswirkungen ihres Verhaltens realistischer zu reflektieren. Dies sollte sie in die Lage versetzen, Belastungen bzw. Überlastungen und Überforderungen besser wahrzunehmen und diesen eigenverantwortlich und bewusst entgegenzusteuern. Der Körper sollte wieder dazu im Stande sein, sich selbst zu regulieren und seine Homöostase aufrechtzuerhalten.
Da durch dieses Procedere bei einer erheblichen Anzahl von PatientInnen die FD bezogene Medikation in Absprache mit den Ärzten abgesetzt oder deren Dosierung verringert bzw. die Abstände der nötigen Medikamenteneinnahme verlängert werden konnten, entwickelte sich der Gedanke, den Einfluss der osteopathischen Behandlungen auf diese PatientInnengruppe in einer klinischen Studie eingehender zu untersuchen und damit möglicherweise bisher ungeklärte Wirkungszusammenhänge empirisch nachweisen zu können.
Die Durchführung der Studie sollte von der folgenden Frage geleitet werden:
Kann mit Hilfe osteopathischer Interventionen die Beschwerdesymptomatik (nach Rom-III-Klassifikation) sowie die Lebensqualität von PatientInnen mit funktioneller Dyspepsie beeinflusst werden?
Aus dieser Forschungsfrage lassen sich die folgenden Hypothesen ableiten:

Funktionelle Dyspepsie. http://dx.doi.org/10.1016/B978-3-437-24276-2.00003-9

3.2 Hypothesen

HYPOTHESE 1:
Osteopathische Interventionen führen bei PatientInnen, die unter funktioneller Dyspepsie leiden, zu einer signifikanten Beeinflussung ihrer Beschwerdesymptomatik (nach ROM-III-Klassifikation).
Nullhypothese 1:
Osteopathische Interventionen führen bei PatientInnen, die unter funktioneller Dyspepsie leiden, zu keiner signifikanten Beeinflussung ihrer Beschwerdesymptomatik (nach ROM-III-Klassifikation).
Alternativhypothese 1:
Osteopathische Interventionen können die Beschwerdesymptomatik (nach ROM-III-Klassifikation) von PatientInnen mit funktioneller Dyspepsie beeinflussen.
HYPOTHESE 2:
Osteopathische Interventionen führen bei PatientInnen, die unter funktioneller Dyspepsie leiden, zu einer signifikanten Beeinflussung ihrer Lebensqualität (nach EQ-5D-3L).
Nullhypothese 2:
Osteopathische Interventionen führen bei PatientInnen, die unter funktioneller Dyspepsie leiden, zu keiner signifikanten Beeinflussung ihrer Lebensqualität (nach EQ-5D-3L).
Alternativhypothese 2:
Osteopathische Interventionen können die Lebensqualität (nach EQ-5D-3L) von PatientInnen mit funktioneller Dyspepsie beeinflussen.

3.3 Relevanz für die Allgemeinheit/PatientInnen

Die Ergebnisse der intendierten klinischen Pilotstudie könnten nicht nur für die Betroffenen, d. h. für PatientInnen mit FD-Symptomatik, sondern auch für PatientInnen mit anderen funktionellen gastrointestinalen Störungen zu einer Verbesserung ihrer Therapiemöglichkeiten und somit ihrer Beschwerden führen, da viele Wirkmechanismen der in dieser Studie angewendeten osteopathischen Techniken auf wichtige zentrale und periphere Regulationssysteme, wie das neurovegetative und das enterische Nervensystem einwirken. Positive Ergebnisse könnten darüber hinaus die Zusammenarbeit insbesondere mit Allopathen, Psychotherapeuten, Verhaltenstherapeuten und Hypnotherapeuten im Hinblick auf eine effektivere Behandlung von FD und FGS fördern und durch bessere Heilungsergebnisse letztlich zu einer Kostenersparnis für das Gesundheitssystem führen.

3.4 Relevanz für die Osteopathie

Es wird erwartet, dass die klinische Pilotstudie einen wichtigen Beitrag zur präziseren Einschätzung des Einflusses osteopathischer Behandlungen auf funktionelle Beschwerden des oberen Verdauungstrakts, insbesondere bei PatientInnen mit FD leisten wird.
Sofern sich im Rahmen der Studie signifikante positive Ergebnisse nachweisen lassen, könnte dies dazu führen, dass die Osteopathie verstärkt als adäquate, komplementäre Behandlungsmethode in Betracht gezogen würde, was wiederum die interdisziplinäre Zusammenarbeit fördern könnte.

Die in diesem Kapitel formulierte Forschungsfrage sowie die daraus abgeleiteten Hypothesen sollen in der Folge einer empirischen Überprüfung unterzogen werden. Im folgenden Kapitel wird die hierfür herangezogene Methodologie näher erläutert.

4 Methodologie

Im Folgenden soll zunächst das für die vorliegende Studie verwendete Forschungsdesign vorgestellt werden (➤ Kap. 4.1). Anschließend wird die Zusammensetzung der gewählten Stichprobe erläutert (➤ Kap. 4.2), bevor die einzelnen Phasen des Studienablaufs detailliert dargestellt werden (➤ Kap. 4.3). Den Abschluss des Kapitels bildet ein kurzer Hinweis zu den verwendeten statistischen Methoden (➤ Kap. 4.4).

4.1 Forschungsdesign

Als Forschungsdesign wurde das *Within-Subject Design with Repeated Measurement,* d. h. eine klinische pragmatische Interventionsstudie gewählt. Der Verfasser der Studie führte hierbei sowohl alle erforderlichen Behandlungen und Beratungen der FD-PatientInnen als auch die damit zu allen Untersuchungszeitpunkten verbundenen Messungen und Analysen durch.
Insgesamt erfolgten neun Basismessungen zur Feststellung der FD-Symptome anhand des *Short-Form Leeds Dyspepsia Questionnaire-(SF-LDQ-)Fragebogens* (➤ Abb. 9.1) und der Lebensqualität anhand des *EQ-5D-3L-Fragebogens* (➤ Abb. 9.2). Zusatzmessungen erfolgten mit Hilfe eines spezifischen Anamnesebogens (➤ Abb. 9.3) und eines Begleitformulars zur Auflistung der Medikamenteneinnahme im Verlauf der Studie (➤ Tab. 9.1). Den genauen Studienablauf zeigt ➤ Tab. 4.1.

4.1.1 Unabhängige Variablen

Die unabhängigen Variablen der Studie ergaben sich durch die osteopathische Untersuchung und Behandlung durch den Verfasser dieser Studie. Hierbei ist aufgrund des gewählten Forschungsdesigns per se eine Kontrolle eingeschlossen.

4.1.2 Abhängige Variablen

4.1.2.1 Fragen zu den Symptomen allgemein sowie zu den als besonders störend empfundenen Symptomen

Hierbei fand ein Fragebogen in Anlehnung an den *Short Form of Leeds Dyspepsia Questionnaire (SF-LDQ)* Verwendung, wobei die im Fragebogen abgefragten Zeiträume geringfügig an die Dauer der Therapieabstände der vorliegenden klinischen Studie angepasst wurden. Folgende Symptome wurden abgefragt:

1. *Magenverstimmung,* d. h. Schmerzen, Brennen oder unangenehmes Gefühl im Oberbauch,
2. *Herzbrennen* im Bereich hinter dem Brustbein,

Funktionelle Dyspepsie. http://dx.doi.org/10.1016/B978-3-437-24276-2.00004-0

<table>
<tr><th colspan="4">Tab. 4.1 Ablauf der Studie zum Einfluss osteopathischer Interventionen auf die Beschwerdesymptomatik (nach ROM-III-Klassifikation) sowie die Lebensqualität bei PatientInnen mit funktioneller Dyspepsie</th></tr>
<tr><td>T 0</td><td colspan="2">• Zusammenstellung der Stichprobe (Bestimmung der Ein- und Ausschlusskriterien)
• Rekrutierung der ProbandInnen
• Informationsgespräche mit den ProbandInnen bezüglich des gesamten Studienablaufs und Erläuterungen zu den Fragebögen
• Aushändigung/Zusendung der Fragebögen zur Erhebung der ProbandInnen-Daten:
– Fragebogen SF-LDQ zu den Symptomen Übelkeit, Magenverstimmung, Aufstoßen und Herzbrennen
– Fragebogen EQ-5D-3L zur Mobilität, den Fähigkeiten, für sich selbst zu sorgen bzw. alltägliche Tätigkeiten auszuführen sowie zur Behinderung durch Schmerzen/körperliche Beschwerden bzw. durch Angst/Niedergeschlagenheit
– Formular Medikamenteneinnahme</td><td rowspan="10">Dokumentation Medikamenteneinnahme</td></tr>
<tr><td rowspan="3">T 1</td><td>Tag 1
Tag 14</td><td>Ausfüllen SF-LDQ und EQ-5D-EL</td></tr>
<tr><td>Tag 1
Tag 14</td><td>Ausfüllen SF-LDQ und EQ-5D-EL</td></tr>
<tr><td>Tag 1
Tag 14</td><td>Ausfüllen SF-LDQ und EQ-5D-EL</td></tr>
<tr><td rowspan="3">T 2</td><td>Tag 1
Tag 14</td><td>1. osteopathische Behandlung (Ausfüllen spez. Anamnesebogen)
Ausfüllen SF-LDQ und EQ-5D-EL</td></tr>
<tr><td>Tag 1
Tag 14</td><td>2. osteopathische Behandlung
Ausfüllen SF-LDQ und EQ-5D-EL</td></tr>
<tr><td>Tag 1
Tag 14</td><td>3. osteopathische Behandlung
Ausfüllen SF-LDQ und EQ-5D-EL</td></tr>
<tr><td rowspan="3">T 3</td><td>Tag 1
Tag 14</td><td>Ausfüllen SF-LDQ und EQ-5D-EL</td></tr>
<tr><td>Tag 1
Tag 14</td><td>Ausfüllen SF-LDQ und EQ-5D-EL</td></tr>
<tr><td>Tag 1
Tag 14</td><td>Ausfüllen SF-LDQ und EQ-5D-EL</td></tr>
</table>

3. *Aufstoßen* von Magenflüssigkeit mit Säuregeschmack,
4. *Übelkeit* unerklärlichen Ursprungs.

Variablen beim Ausfüllen des Fragebogens:

a. Wie oft trat das jeweilige Symptom (1–4) während der letzten zwei Wochen auf?
b. Wie oft hat sich das jeweilige Symptom (1–4) während der letzten zwei Wochen störend auf Ihre normalen Aktivitäten, wie Essen, Schlafen, Arbeiten, Sport oder Freizeit, ausgewirkt?
c. Welches der oben genannten vier Symptome störte Sie am meisten während der letzten sechs Wochen (rückblickend auf den Gesamtzeitraum T1, T2 und T3)?

Auf die Fragen a) und b) waren folgende Antworten möglich:
1. überhaupt nicht,
2. einmal wöchentlich bis einmal täglich,
3. einmal täglich oder mehr.

Auf die Frage c) waren folgende Antworten möglich:
1. Magenverstimmung
2. Herzbrennen
3. Aufstoßen
4. Übelkeitsgefühl
5. Keines der angeführten Symptome war störend.

4.1.2.2 Fragen zum Gesundheitszustand

Anhand eines in Anlehnung an den *EQ-5D-3L* gestalteten Fragebogens wurden folgende Kriterien abgefragt und konnten wie angegeben beurteilt werden:
1. *Beweglichkeit/Mobilität* (hatte keine/einige Probleme, umherzugehen/war ans Bett gefesselt)
2. *Für sich selbst sorgen* (hatte keine/einige Probleme/war nicht in der Lage, mich selbst zu waschen oder mich anzuziehen)
3. *Alltägliche Tätigkeiten* (hatte keine/einige Probleme/war nicht in der Lage, meinen alltäglichen Tätigkeiten nachzugehen)
4. *Schmerzen/körperliche Beschwerden* (keine/mäßige/extreme Schmerzen oder Beschwerden)
5. *Angst/Niedergeschlagenheit* (war nicht/mäßig/extrem ängstlich oder deprimiert).

4.1.2.3 Fragen zur Einnahme von Medikamenten

Mit Hilfe eines speziellen, vom Verfasser dieser Studie entworfenen Formulars (➤ Tab. 9.1) wurde um lückenlose Notierung sämtlicher Arzneimittel gebeten, die während der 18 Wochen laufenden Studie für einen gesundheitsfördernden oder beschwerdelindernden Zweck eingenommen wurden:
1. *Welche Medikamente* nahmen Sie während der Studie ein?
2. *Für welche Beschwerden oder welche Erkrankung* wurde die jeweilige Medikation eingenommen?
3. *In welcher Menge und Frequenz* wurden die Medikamente eingenommen?
4. Haben Sie *die Medikation während der Studie verändert* und wenn ja, in welcher Weise?

4.1.3 Validität und Reliabilität der untersuchten Variablen

1. Der *SF-LDQ* ist ein nachweislich verlässliches und valides Messinstrument zur Feststellung von mit FD in Zusammenhang gebrachten Symptomen, deren Intensität und deren Frequenz. Aufgrund seiner komprimierten Form ist er praktischer in der Anwendung als der Leeds Dyspepsia Questionnaire (Fraser et al., 2007).
2. Der *EQ-5D-3L* hat sich als allgemeines, valides Messinstrument für die Feststellung der Lebensqualität von Menschen mit Dyspepsie-Beschwerden erwiesen. Er wurde verwendet, um zu evaluieren, inwieweit die osteopathischen Interventionen einen qualitativen Einfluss auf die mit der FD verbundene Lebensqualität der ProbandInnen hatten (Mahadeva et al., 2009).

Da es sich bei FD um eine funktionelle und folglich strukturell nicht nachweisbare Erkrankung handelt, entfällt der Nachweis von Veränderungen auf organischer Ebene durch darstellende Verfahren, wie MRT, CT, Ultraschall oder Gastroskopie.

4.2 Stichprobe

An der Studie nahmen insgesamt 18 Personen - 12 Frauen und 6 Männer - teil. Davon waren 8 Personen unter 40 Jahre alt und 10 Personen über 40 Jahre. 14 der 18 Personen übten eine sitzende Tätigkeit aus. Die mit Hilfe des SF-LDQ erhobenen von den ProbandInnen zu Studienbeginn als *dominant* empfundenen FD-Symptome gehen aus ➤ Tab. 4.2 hervor.
Die anhand des EQ-5D-3L zu Studienbeginn erhobenen Daten zum Gesundheitszustand der ProbandInnen gibt ➤ Tab. 4.3 wieder.
➤ Tab. 4.4 schließlich vermittelt einen Überblick über den mit Hilfe eines speziellen Fragebogens ermittelten Zustand der ProbandInnen vor Studienbeginn.

4.2.1 Einschlusskriterien

An der Studie teilnehmen konnten PatientInnen, welche die nachfolgend aufgelisteten Kriterien erfüllten:

- Die Diagnose funktionelle Dyspepsie nach der ROM-III-Klassifizierung lag vor. Zumindest eines der folgenden Symptome bestand mindestens während der letzten drei Monate und mindestens sechs Monate vor der Diagnosestellung:
  - **a.** frühes Sättigungsgefühl,
  - **b.** postprandiales Völlegefühl,
  - **c.** Schmerzen im Bereich des Epigastriums,
  - **d.** Brennen im Bereich des Epigastriums.
- Durch fachärztliche Untersuchung der bei dieser Studie zusammenarbeitenden Kantpraxis für Innere Medizin und Gastroenterologie wurde bestätigt, dass keine organische, metabolische oder systemische Erkrankung oder durchgeführte Operation Ursache der FD-Symptome sein konnte. Diese Untersuchung beinhaltete eine Anamnese, ein Blutbild, eine Ultraschalluntersuchung und

Tab. 4.2 Mit Hilfe des SF-LDQ erhobene, als *dominant* empfundene FD-Symptome

Als dominant empfundene Symptome	% von einer Grundgesamtheit von 18 ProbandInnen
Übelkeit	44,4 %
Magenverstimmung	44,4 %

Tab. 4.3 Mit Hilfe des EQ-5D-3L erhobene Daten zum Gesundheitszustand der ProbandInnen

Abgefragte Komponenten des Gesamtgesundheitszustands	Intensität der Beeinträchtigung in Punkten (von 0 = keine bis 100 = maximale Beeinträchtigung)
Einschränkung der Beweglichkeit/Mobilität	23,1
Einschränkung der Fähigkeit, sich selbst zu versorgen	2,8
Einschränkung, alltägliche Tätigkeiten auszuführen	38,9
Behinderung durch Schmerzen/Beschwerden	52,8
Angst/Niedergeschlagenheit	41,7

eine Gastroskopie (Goldstandard zur Diagnostik der FD) mit gegebenenfalls Biopsie der Magenschleimhaut mit histologischem Befund zum Ausschluss einer Infektion durch H. pylori.
- Alle TeilnehmerInnen waren zwischen 18 und 70 Jahren alt und besaßen ausreichende Deutschkenntnisse, um die Teilnahme an der Studie eigenverantwortlich abwägen und das Ausfüllen der Fragebögen adäquat durchführen zu können.
- Eine unterschriebene Einverständniserklärung der StudienteilnehmerInnen (➤ Kap. 9.2) musste spätestens zur ersten osteopathischen Behandlung vorliegen.

4.2.2 Ausschlusskriterien

PatientInnen, auf die eines der folgenden Kriterien zutraf, wurden von der Teilnahme an der Studie ausgeschlossen:
- Diagnose einer den FD Beschwerden möglicherweise zu Grunde liegenden organischen, metabolischen oder systemischen Erkrankung (nach ROM-III),
- die Anwesenheit vordergründiger Symptome einer gastroösophagealen Refluxkrankheit, einer funktionellen gastroösophagealen Störung oder eines Reizdarmsyndroms,

Tab. 4.4 Zustand der ProbandInnen vor Studienbeginn

Risikofaktor	ja/nein	%	Erläuterungen
Stress beruflich negativ	4/14	22,2/77,8	4 Personen gaben starken beruflichen negativen Stress an.*
Stress privat negativ	4/14	22,2/77,8	4 Personen gaben starken privaten negativen Stress an.
Alkoholkonsum	12/6	66,7/33,3	8 Personen konsumierten weniger als dreimal/Woche Alkohol, 4 Personen konsumierten dreimal oder öfter Alkohol/Woche.
Rauchen	4/14	22,2/77,8	4 Personen waren Raucher, 14 Personen Nichtraucher.
Kaffeekonsum	11/7	61,1/38,9	4 Personen tranken < 3 Tassen Kaffee/Tag, 7 Personen tranken drei Tassen oder mehr/Tag.
Fleischkonsum	17/1	94,4/5,6	17 Personen aßen Fleisch zwischen einem und fünf Mal/Woche.
Konsum von Süßwaren	14/4	77,8/22,2	8 Personen aßen < dreimal/Woche Süßwaren, 6 Personen aßen dreimal oder öfter Süßwaren/Woche.
Frühstück	16/2	88,9/11,1	16 Personen frühstückten regelmäßig, 2 Personen frühstückten gar nicht.
Qualität des Frühstücks	9/7	56,3/43,8	9 Personen frühstückten ballaststoffreiche Vollkost, 7 Personen frühstückten eher ballaststoffarme Kost.
Einschlafen	7/11	38,9/61,1	7 Personen hatten regelmäßig Probleme beim Einschlafen.
Durchschlafen	10/8	55,6/44,4	10 Personen hatten Probleme mit dem Durchschlafen.
Sport	15/3	83,3/16,7	6 Personen gaben an, < dreimal/Woche Sport zu treiben, 9 Personen gaben an, dreimal oder öfter/Woche Sport zu treiben.
Konsum von Süßgetränken	6/12	33,3/66,7	6 Personen gaben an, mehrmals pro Woche oder sogar täglich zuckerhaltige Getränke zu sich zu nehmen.

* Es wurden hierbei nur ProbandInnen berücksichtigt, bei denen der Stress mind. „2 × –" bzw. „2 × +" entsprach, was als starker negativer bzw. positiver Stress anzusehen ist.

- die Anwesenheit einer angeborenen Fehlbildung, welche sich auf das Krankheitsbild der FD auswirken kann,
- frische Operationen,
- schwere psychische oder Verhaltensstörungen, wie Anorexia Nervosa, Schizophrenie, schwere Depression, bipolare Störung, Borderline-Syndrom, schwere Phobien,
- Infektionen,
- Alkohol- und Drogenabusus,
- Schwangerschaft,
- Medikation, welche die Eigenwahrnehmung erheblich verändert und somit realistische Angaben in den Fragebögen einschränken (z. B. Opiate, Psychopharmaka).

Das Nichtvorhandensein der Ausschlusskriterien wurde vom behandelnden Facharzt vor Studienbeginn bestätigt.

4.3 Studienablauf

4.3.1 Rekrutierung der StudienteilnehmerInnen (T0)

Die Rekrutierung der StudienteilnehmerInnen erfolgte mit freundlicher Unterstützung der Kantpraxis, Facharztpraxis für innere Medizin und Gastroenterologie, Berlin, sowie aus dem PatientInnenpool der Praxis für osteopathische Medizin, Berlin, des Verfassers dieser Studie.
Nach Prüfung der PatientInnenkartei bezüglich der Ein- und Ausschlusskriterien durch ein Filtersystem wurden ca. 150 in Frage kommende FD-PatientInnen der Kantpraxis schriftlich über Zweck, Inhalt und Durchführung der Studie informiert (➤ Anhänge 1 und 2) und bei Interesse um Rückmeldung in der Praxis gebeten. Die in Frage kommenden PatientInnen der Praxis für osteopathische Medizin wurden ebenfalls per Anschreiben über die Studie informiert oder direkt in der Praxis angesprochen und bei Interesse um Rückmeldung gebeten.

4.3.2 Durchführung der Messungen

Insgesamt erfolgten neun Basismessungen zur Feststellung der FD-Symptome und der Lebensqualität der PatientInnen sowie Zusatzmessungen zur Auflistung der Medikamenteneinnahme während der Studie.

4.3.2.1 Basismessungen

Messzeitpunkt T1:
- drei Messungen durch den *SF-LDQ*- und den *EQ-5D-3L*-Fragebogen
- im Abstand von jeweils zwei Wochen
- während sechs Wochen vor der ersten osteopathischen Behandlung

Messzeitpunkt T2:
- drei Messungen durch den *SF-LDQ*- und den *EQ-5D-3L*-Fragebogen
- im Abstand von zwei Wochen
- jeweils zwei Wochen nach einer der drei osteopathischen Behandlungen

Messzeitpunkt T3:
- drei Messungen durch den *SF-LDQ-* und den *EQ-5D-3L*-Fragebogen
- im Abstand von zwei Wochen
- beginnend zwei Wochen nach dem Messzeitpunkt T2.

4.3.2.2 Zusatzmessungen

Spezifischer Anamnesebogen:
- Der spezifische Anamnesebogen wurde mit den ProbandInnen während der ersten osteopathischen Behandlung ausgefüllt.

Fragebogen zur Medikamenteneinnahme:
- Das Begleitformular zur Medikamenteneinnahme wurde den TeilnehmerInnen zu Beginn der Studie ausgehändigt. Dabei wurde um lückenlose Auflistung aller während der Studie eingenommenen Medikamente gebeten.

➢ Tab. 4.5 zeigt den Untersuchungsbefund bezüglich der vordergründigsten Dysfunktionen.

Tab. 4.5 Untersuchungsbefund bezüglich der vordergründigsten Dysfunktionen (besonders häufige und dominante Läsionen sind fett gedruckt)

	1. osteopathische Untersuchung	**2. osteopathische Untersuchung**	**3. osteopathische Untersuchung**
Parietal	• Sakrumläsionen: 28 % • **Ilium Rotationsläsionen: 72 %** • **Blockaden oder Restriktionen L4–S1: 58 %** • Blockaden oder Restriktionen Th 10–L2: 44 % • **Diaphragma abdominalis: 75 %** • **Blockaden oder Restriktionen Th5–Th9: 92 %** • **Blockaden oder Restriktionen der dorsalen Rippengelenke Costa 5–9: 92 %** • **Blockaden oder Restriktionen C5–Th1: 89 %** • **Blockaden oder Restriktionen der dorsalen Rippengelenke Costa 1 und 2: 89 %** • **Blockaden oder Restriktionen Kopfgelenke (Occiput/Atlas/Axis): 96 %**	• **Ilium Rotationsläsionen: 58 %** • **Blockaden oder Restriktionen L4–S1: 51 %** • **Diaphragma abdominalis: 71 %** • **Blockaden oder Restriktionen Th5–Th9: 83 %** • **Blockaden oder Restriktionen der dorsalen Rippengelenke Costa 5–9: 89 %** • **Blockaden oder Restriktionen C5–Th1: 69 %** • Blockaden oder Restriktionen der dorsalen Rippengelenke Costa 1 und 2: 49 % • **Blockaden oder Restriktionen Kopfgelenke (Occiput/Atlas/Axis): 91 %**	• Ilium Rotationsläsionen: 38 % • Blockaden oder Restriktionen L4–S1: 33 % • **Diaphragma abdominalis: 54 %** • **Blockaden oder Restriktionen Th5–Th9: 68 %** • Blockaden oder Restriktionen der dorsalen Rippengelenke Costa 5–9: 48 % • Blockaden oder Restriktionen C5–Th1: 47 % • **Blockaden oder Restriktionen der dorsalen Rippengelenke Costa 1 und 2: 28 %** • **Blockaden oder Restriktionen Kopfgelenke (Occiput/Atlas/Axis): 81 %**

Tab. 4.5 Untersuchungsbefund bezüglich der vordergründigsten Dysfunktionen (besonders häufige und dominante Läsionen sind fett gedruckt) (Forts.)

	1. osteopathische Untersuchung	2. osteopathische Untersuchung	3. osteopathische Untersuchung
Viszeral *Nerval* *Arteriell*	• Sublinguale Weichteile, Pharynx, Larynx, Ösophagus: 43 % • **Magen:** – **Cardia-Region: 54 %** – **Lig. gastrophrenicum: 89 %** – **Curvatura minor: 91 %** – Curvatura major: 34 % – **Pylorus-Region: 78 %** – **Arteria gastrica sinistra: 82 %** • **Duodenum (Abschnitt 1): 67 %** • **Winkel Duo 1–2: 57 %** • **Duodenum (Abschnitt 2): 54 %** • **Omentum minus: 88 %** • **Region der Ganglia coeliaca: 88 %** • Omentum majus: 36 %	• **Magen:** – Cardia-Region: 34 % – **Lig. gastrophrenicum: 87 %** – **Curvatura minor: 88 %** – **Pylorus-Region: 74 %** – Arteria gastrica sinistra: 49 % • **Duodenum (Abschnitt 1): 67 %** • Winkel Duo 1–2: 39 % • Duodenum (Abschnitt 2): 41 % • **Omentum minus: 78 %** • **Region der Ganglia coeliaca: 67 %**	• **Magen:** – Cardia-Region: 29 % – **Lig. gastrophrenicum: 52 %** – **Curvatura minor: 69 %** – **Pylorus-Region: 67 %** • **Duodenum (Abschnitt 1): 52 %** • Duodenum (Abschnitt 2): 24 % • **Omentum minus: 59 %** • **Region der Ganglia coeliaca: 62 %**
Kraniosakral	• Sakrumläsionen: 28 % • **Blockaden oder Restriktionen Kopfgelenke (Occiput/Atlas/Axis): 96 %** • **Sutura occipito-mastoidea: 79 %** • **Ossa sphenoidale: 81 %**	• **Blockaden oder Restriktionen Kopfgelenke (Occiput/Atlas/Axis): 91 %** • **Sutura occipito-mastoidea: 65 %** • **Ossa sphenoidale: 78 %**	• **Blockaden oder Restriktionen Kopfgelenke (Occiput/Atlas/Axis): 81 %** • Sutura occipito-mastoidea: 34 % • **Ossa sphenoidale: 68 %**

4.3.3 Durchführung der osteopathischen Behandlungen

4.3.3.1 Erste osteopathische Behandlung

Zu Beginn der ersten osteopathischen Behandlung wurde ein ausführliches Anamnesegespräch bezüglich der Krankheitsgeschichte, der aktuellen Symptomlage und der allgemeinen Lebensgewohnheiten, wie z. B. Ernährung, geführt. Anschließend wurde ein spezifischer Anamnesebogen zur Erhebung von Daten, wie der Stressbelastung, des Schlafverhaltens, der Medikamenteneinnahme, des Bewegungsverhaltens und anderer Faktoren ausgefüllt. Darauf folgten eine Inspektion im Stand, eine eingehende osteopathische Untersuchung und die Abklärung eventueller, nachfolgend aufgelisteter Kontraindikationen.

Kontraindikationen für die osteopathische Behandlung:

- Unverheilte Wunden (in einer Art und Lokalisation, welche die osteopathische Intervention beeinflussen würden)

- Tastbarer Lymphknoten medial an der linken Klavicula (Virchow Drüse)
- Fieber oder erhebliches Krankheitsgefühl
- Starke vegetative Reaktionen während der Behandlung, wie
  - heftiger Schweißausbruch
  - Vertigo
  - heftiger Schmerz mit Abwehrspannung
  - Übelkeit bis Erbrechen
  - Kollapsneigung
- Tachykardie (Hebgen, 2011)

Im Anschluss an die Untersuchung wurde eine osteopathische Behandlung nach dem Black-Box-Prinzip durchgeführt.

4.3.3.2 Zweite und dritte osteopathische Behandlung

Die zweite und dritte osteopathische Behandlung erfolgte nahezu auf gleiche Weise wie die erste osteopathische Behandlung nach dem Black-Box-Prinzip, lediglich das Anamnesegespräch fiel in der Regel kürzer aus und der spezifische Anamnesebogen wurde nicht erneut ausgefüllt.

4.3.4 Beratung während den osteopathischen Interventionen im Sinne einer ganzheitlichen osteopathischen Therapie

Der individuellen Beratung der ProbandInnen während und vor allem am Ende der Behandlungen kommt im Sinne einer ganzheitlichen Therapie ein hoher Stellenwert zu (Magoun, 2007). Da die Mehrzahl der PatientInnen (ca. 70 %) unter einer hartnäckigen, schon mehrere Jahre andauernden und bisher nicht erfolgreich therapierten FD litt, war der intensive Austausch mit den PatientInnen wichtiger Teil jeder Behandlung, um mögliche Faktoren zu identifizieren, die zur Einschränkung der Selbstheilungsfähigkeit beigetragen haben könnten. Als Ergebnis dieses Austauschs wurden einigen der PatientInnen Empfehlungen im Zusammenhang mit Lebensbereichen, wie Ernährung, Bewegung und Schlafverhalten, gegeben, die sich an der aktuellen Fachliteratur orientierten und nach Möglichkeit während der Studie weitgehend befolgt werden sollten (Magoun, 2007). Die Empfehlungen wurden individuell erteilt und sollten die PatientInnen nicht unter zusätzlichen Druck setzen, sondern als rein unterstützende Maßnahme für die Heilungsfähigkeit des Körpers angesehen werden.

a. Schlaf

Die von Schlafforschern für eine angemessene Regeneration als Richtwert ermittelte regelmäßige Schlafdauer beträgt 7–7,5 Stunden. Sie hängt allerdings erheblich von der Schlafqualität ab und kann folglich beträchtlich variieren (Ferrie et al., 2007). Den ProbandInnen wurden die Zusammenhänge zwischen Schlafdauer und -qualität und den während des Schlafs stattfindenden Entgiftungs-, Regenerations- und Selbstheilungsvorgängen des Organismus erläutert (Lange, 2011). In diesem Kontext wurde Ihnen nahegelegt, falls sie in der Regel vor 7 Uhr morgens aufstehen mussten, nach Möglichkeit nicht nach 23 Uhr schlafen zu gehen, Schlafzeiten von 7–8 Stunden einzuhalten und im besten Falle einen Tag pro Woche ohne Zeitlimit auszuschlafen (Peter et al., 2007).

b. Bewegung

Um die Zirkulation arteriell, venös und lymphatisch im Körper anzuregen, die Stressverarbeitung zu verbessern und den gesamten Organismus aus seiner schlechten Reaktionsfähigkeit auf pathophysiologische Mechanismen zu lösen, wurde empfohlen, nach Möglichkeit während T2 und T3 zwei- bis dreimal pro Woche 30–40 Minuten gezielt Bewegung in den Tagesablauf einzubauen (Meert, 2007). Diese Einheiten sollten keinen Leistungscharakter haben, sondern sich in einem angenehmen bis leicht fordernden Rahmen bewegen. Die ProbandInnen sollten dazu eine Bewegungsart wählen, die ihnen möglichst Spaß macht, Ausdauerqualität besitzt und sie zumindest leicht ins Schwitzen geraten lässt. Vorgeschlagen wurden Joggen oder flottes Spazierengehen, Schwimmen, Radfahren, Ballsportarten oder Kurse im Fitnesscenter mit Ausdauerqualität sowie Pilates und Yoga (Blech, 2011).

c. Ernährung

Da sich der chinesischen Organuhr zufolge morgens zwischen 7 und 9 Uhr die Hauptenergie im Magen befindet, wurde den ProbandInnen empfohlen, zum einen jeden Morgen zu frühstücken (wenn auch nur in sehr geringen Mengen) und dies zum anderen nach Möglichkeit während der genannten Zeit zu tun (Barral, 2006). Das Frühstück sollte als Basis Vollwertkost beinhalten und durch Obst und zur basischen Wirkung mit Mandelmilch ergänzt werden (Worlitschek & Mayr, 2012). Wenn keine Gastroparese vorlag, sollte auf Weißmehlprodukte und ballaststoffarme Getreidevarianten nicht sofort aber nach und nach verzichtet und mehr und mehr auf Vollwertkost umgestellt werden (Campbell & Campbell, 2011). Der Kaffeekonsum sollte zumindest auf 1–2 Tassen pro Tag gesenkt werden, da das darin enthaltene Koffein zu vermehrter Säurebildung im Magen führt (Worlitschek & Mayr, 2012).

Als Mittagessen wurden nicht zu schwere Kost, wie beispielsweise Suppen und Salate, und der Verzicht auf sehr fetthaltige Speisen empfohlen. Der Konsum besonders von gesättigten Fettsäuren sollte generell reduziert werden. Fette sollten vor allem in Form von mehrfach ungesättigten Fettsäuren aufgenommen und Cholesterin und Triglyzeride vermieden werden (Hebgen, 2011). Die ProbandInnen wurden angehalten, nur jeweils einmal pro Woche rotes oder weißes Fleisch oder Fisch bzw. Meeresfrüchte und an mindestens vier Tagen vegetarisch zu essen, um übermäßige Salzsäureproduktion im Magen, die durch sehr proteinreiche Nahrung gefördert wird, zu vermeiden (Worlitschek & Mayr, 2012).

Weiter wurde empfohlen, 2–3 Stunden vor dem Schlafengehen möglichst nichts mehr oder lediglich eine kleine fettarme Mahlzeit zu essen. (Hebgen, 2011)

Insgesamt wurde während den Phasen T2 und T3 um weitgehenden Verzicht auf Zucker (Süßwaren oder zuckerhaltige Nachspeisen) oder süßstoff- und/oder kohlensäurehaltige Getränke sowie auf Kuhmilchprodukte gebeten (Meert, 2007; Worlitschek & Mayr, 2012). Als alternatives Süßmittel wurde Agavendicksaft und als alternative Milchprodukte Schafs- und Ziegenkäse in kleineren Mengen empfohlen.

Da Alkohol nicht nur ein Genussmittel ist, sondern durch seinen Ethanolgehalt einen toxischen Effekt auf die Leber sowie auf das zentrale und periphere Nervensystem ausüben und auch überreizend bis schädigend auf die Magenschleimhaut einwirken kann, wurden die PatientInnen gebeten, den Alkoholkonsum während der Messphasen T2 und T3 einzuschränken und falls unumgänglich, möglichst nicht häufiger als zweimal pro Woche Alkohol zu konsumieren (Grundmann, 1986; Hebgen, 2011).

d. Stress

Negativer Stress beruht oftmals entweder auf beruflicher oder privater Überlastung, auf körperlichen Beschwerden oder auf Angstzuständen und Depressionen, die noch nicht oder nicht ausreichend verarbeitet wurden (Selye, 1957). Soweit die PatientInnen dies wünschten, wurde in Gesprächen auf die Belastungen durch privaten bzw. beruflichen Stress eingegangen und die Möglichkeit der Inanspruchnahme von Psychologen, Hypnotherapeuten, Verhaltenstherapeuten oder eines eventuellen Coachings angesprochen.

Erwies sich im Verlauf der Behandlungen, dass ProbandInnen Probleme mit Stressbewältigung hatten, die sich in Form von mangelnder Konzentrationsfähigkeit, Verspannungen bis Spannungskopfschmerzen, Schlafstörungen oder Unruhe zeigten, wurden diesen ProbandInnen Atemtherapie, autogenes Training und/oder post-isometrische Entspannungsübungen empfohlen (Gellhorn, 1957).

e. Angeratene Übungen

Als Ergänzung der Beratung wurden den PatientInnen auf ihren spezifischen Befund abgestimmte Übungen zur gezielten Verbesserung ihrer Beschwerden gezeigt. Der Verbesserung der Posturologie sollten Dehnungs-, Mobilisations- sowie leichte Kräftigungsübungen dienen (Moràn Esquerdo, 2009). Auf möglicherweise mit den FD-Symptomen in Verbindung stehende Körperpartien sollte mit Hilfe leichter Automobilisationsübungen, z. B. des Occiput-, Atlas, Axis-Komplexes, der Region des Omentum minus und des Ganglion coeliacums, des Magens und der Leber sowie ihrer venösen Zu- und Abflüsse eingewirkt werden (Brazzo, 2004). Insgesamt sollten diese Übungen eine Dauer von zehn Minuten nicht überschreiten, um die PatientInnen hierdurch nicht zusätzlich zu belasten.

f. Abschließender Kommentar

Alle Empfehlungen sollten für die ProbandInnen eher eine neue positive Herausforderung als eine weitere negative Belastung darstellen. Vor allem die Ernährungsratschläge sollten nicht von heute auf morgen, sondern nach und nach und sorgsam und gewissenhaft umgesetzt werden. Bei allen Empfehlungen wurden die ProbandInnen darauf hingewiesen, darauf zu achten, wie sich deren Durchführung auf ihren Körper, ihr Wohlbefinden und die FD-Symptome auswirkte. Bei einem unguten Gefühl oder der Verstärkung der Symptome sollten die jeweilige Maßnahme eingestellt und/oder telefonisch mit dem Behandler das weitere Procedere besprochen werden.

4.4 Statistische Methoden

Es wurden drei Zielgrößen sowie die drei Beobachtungszeitpunkte jeweils paarweise auf signifikante Unterschiede getestet.

Aufgrund der geringen Fallzahlen (18 Fälle) und des nicht-metrischen Skalenniveaus der zu prüfenden Parameter wurden für die Berechnung der Unterschiede zwischen den drei Zeitpunkten verteilungsfreie statistische Testverfahren, wie der Wilcoxon-Rangsummentest, eingesetzt. Die berechnete Signifikanz wurde nach der Bonferroni-Methode bezüglich der Paarvergleiche adjustiert.

Nachdem vorstehend die im Rahmen der Studie verwendete Methodologie eingehend dargestellt wurde, sollen im folgenden Kapitel die mit Hilfe dieser Methodologie erzielten Ergebnisse der Studie vorgestellt werden.

5 Ergebnisse

Nachfolgend werden zunächst Häufigkeit und empfundene Störung (Störungsgrad) *aller abgefragten Symptome* und ihre Veränderung bezogen auf die Grundgesamtheit aller 18 (zu T1 und T2) bzw. 16 (zu T3) ProbandInnen (im Folgenden GG18 bzw. GG16 abgekürzt) im Verlauf der Messzeitpunkte T1, T2, T3 dargestellt (➤ Kap. 5.1). Im Anschluss daran erfolgt die Beschreibung der *dominantesten FD-Symptome Übelkeit* bezogen auf eine Grundgesamtheit von 9 ProbandInnen, (GG9) im Verlauf der Messzeitpunkte T1, T2 und T3, und *Magenverstimmung* bezogen auf eine Grundgesamtheit von 8 ProbandInnen (GG8) im Verlauf der Messzeitpunkte T1 und T2, sowie bezogen auf eine Grundgesamtheit von 7 ProbandInnen (GG7) zum Messzeitpunt T3 (➤ Kap. 5.2). Weiter werden die Veränderungen des *Gesundheitszustands* der ProbandInnen (GG18) im Verlauf der Messzeitpunkte T1 und T2 sowie (GG16) zum Messzeitpunkt T3 vorgestellt (➤ Kap. 5.3). Und schließlich werden die Ergebnisse der Faktoren des Anamnesebogens im Verhältnis zum Gesundheitszustand sowie zu Häufigkeit und Störung der Symptome Übelkeit und Magenverstimmung erläutert (➤ Kap. 5.4).

5.1 Häufigkeit des Auftretens und Störungsgrad aller abgefragten Symptome und ihre Veränderung im Verlauf der Messzeitpunkte T1, T2, T3 (bezogen auf GG18 bzw. GG16)

Die mit Hilfe des SF-LDQ erfassten Angaben der ProbandInnen zu den von ihnen wahrgenommenen FD-Symptomen variierten zwischen:
0 = kein Auftreten der Symptome/keine Störung durch die Symptome und
100 = häufigstes Auftreten der Symptome/häufigste Störung durch die Symptome.
Von den ProbandInnen wurde alle zwei Wochen, d. h. je drei Mal während T1, T2 und T3 angegeben, unter welchen Symptomen sie insgesamt litten, welche dieser Symptome als dominant empfunden wurden und wie stark sie diese belastet hatten. ➤ Abb. 5.1 fasst das Auftreten der FD-Symptome vor T1 (GG18) sowie deren Veränderung während T2 (GG18) und nach T3 (GG16) der osteopathischen Behandlungsphase zusammen.
Nachfolgend werden die Veränderungen, die von GG18 bezüglich der vier betrachteten Symptome Übelkeit, Magenverstimmung, Aufstoßen und Herzbrennen zu den Untersuchungszeitpunkten T1, T2 und T3 festgestellt wurden, jeweils entsprechend der *Häufigkeit* ihres Auftretens sowie im Hinblick auf den Grad, in dem sich die betreffenden *Symptome störend* auswirkten, abgebildet (➤ Abb. 5.2, ➤ Abb. 5.3, ➤ Abb. 5.4, ➤ Abb. 5.5, ➤ Abb. 5.6, ➤ Abb. 5.7, ➤ Abb. 5.8 und ➤ Abb. 5.9). Ergänzend werden für jedes Symptom die *statistisch signifikanten Unterschiede* zwischen den Untersuchungszeitpunkten T1, T2 und T3 dargestellt (➤ Tab. 5.1, ➤ Tab. 5.2, ➤ Tab. 5.3, ➤ Tab. 5.4, ➤ Tab. 5.5, ➤ Tab. 5.6, ➤ Tab. 5.7 und ➤ Tab. 5.8), wobei ein Unterschied dann als statistisch signifikant betrachtet wurde, wenn der adjustierte Signifikanzwert ≤ 0,05 betrug.

Funktionelle Dyspepsie. http://dx.doi.org/10.1016/B978-3-437-24276-2.00005-2

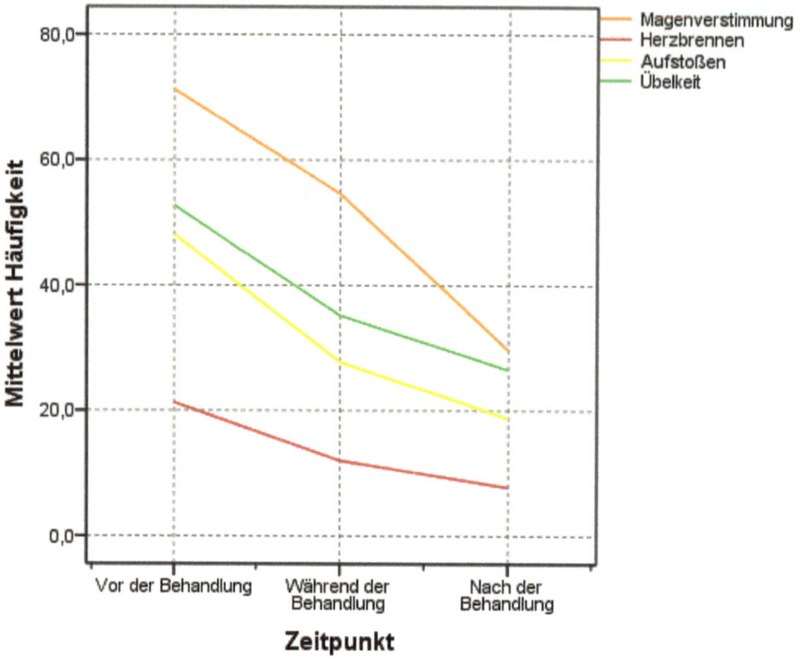

Abb. 5.1 Symptome vor und Veränderung der Symptome während und nach der Behandlung (lt. Angaben im SF-LDQ)

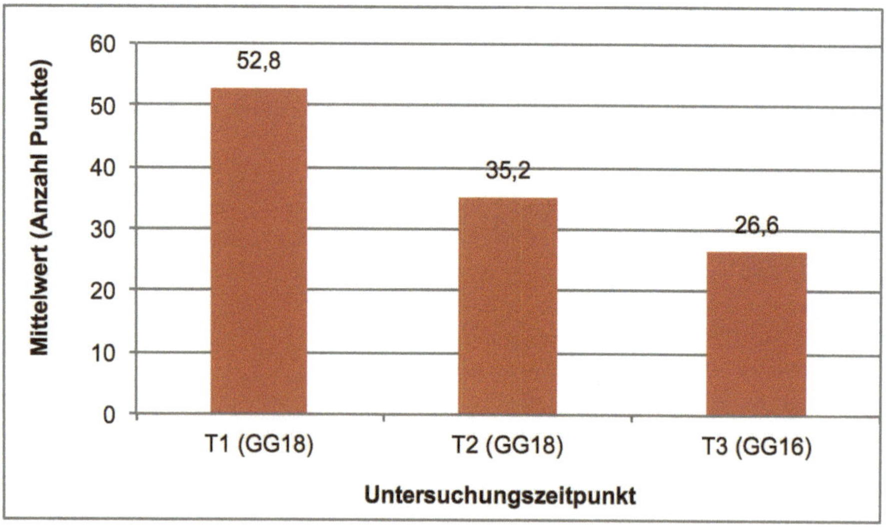

Abb. 5.2 Veränderung der Häufigkeit des Auftretens des Symptoms Übelkeit (Mittelwerte gemessen in Punkten von 0–100) in Abhängigkeit vom Untersuchungszeitpunkt

5.1.1 Symptom Übelkeit

➢ Abb. 5.2 zeigt eine deutliche Verbesserung im Hinblick auf die Häufigkeit des Auftretens des Symptoms Übelkeit vor allem zwischen den Messzeitpunkten T1 und T2 (um 17,6 Punkte). Die etwas weniger deutliche Verbesserung zwischen den Messzeitpunkten T2 und T3 (um 8,6 Punkte) könnte der Verringerung der ProbandInnen-Zahl von 18 auf 16 geschuldet sein. Sehr deutlich erwies sich die Veränderung zwischen den Messzeitpunkten T1 und T3 (um 26,2 Punkte).
Die im Zusammenhang mit ➢ Abb. 5.2 beschriebene Verbesserung der Häufigkeit des Auftretens des Symptoms Übelkeit erwies sich sowohl zwischen den Messzeitpunkten T1 und T3 (,006) als auch zwischen den Messzeitpunkten T1 und T2 (,018) als signifikant (➢ Tab. 5.1).
➢ Abb. 5.3 zeigt eine deutliche Verbesserung im Hinblick auf den Störungsgrad des Symptoms Übelkeit vor allem zwischen den Messzeitpunkten T1 und T2 (um 18,5 Punkte). Die sehr geringe Verbesserung zwischen den Messzeitpunkten T2 und T3 (um lediglich 4,4 Punkte) könnte wiederum der Verringerung der ProbandInnen-Zahl von 18 auf 16 geschuldet sein. Sehr deutlich erwies sich die Veränderung zwischen den Messzeitpunkten T1 und T3 (um 22,9 Punkte).

Tab. 5.1 Unterschiede bezüglich der Häufigkeit des Auftretens des Symptoms Übelkeit beim Vergleich der Untersuchungszeitpunkte T3–T1 (statistisch signifikante Werte fettgedruckt)

Symptom Übelkeit	Z	Signifikanz adjustiert
Häufigkeit T2 – Häufigkeit T1	–2,752	**,018**
Häufigkeit T3 – Häufigkeit T1	–3,148	**,006**
Häufigkeit T3 – Häufigkeit T2	–2,288	,066

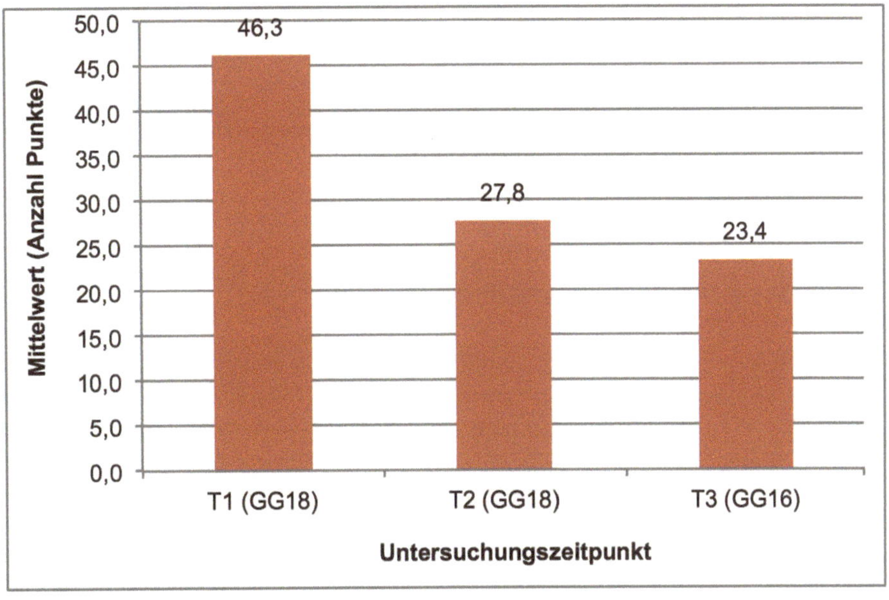

Abb. 5.3 Veränderung des Störungsgrads durch das Symptom Übelkeit (Mittelwert gemessen in Punkten von 0–100) in Abhängigkeit vom Untersuchungszeitpunkt

Tab. 5.2 Unterschiede bezüglich des Störungsgrads des Symptoms Übelkeit beim Vergleich der Untersuchungszeitpunkte T3–T1 (statistisch signifikante Werte fettgedruckt)

Symptom Übelkeit	**Z**	**Signifikanz adjustiert**
Störung T2 – Störung T1	–2,335	,060
Störung T3 – Störung T1	–2,849	**,012**
Störung T3 – Störung T2	–1,976	,144

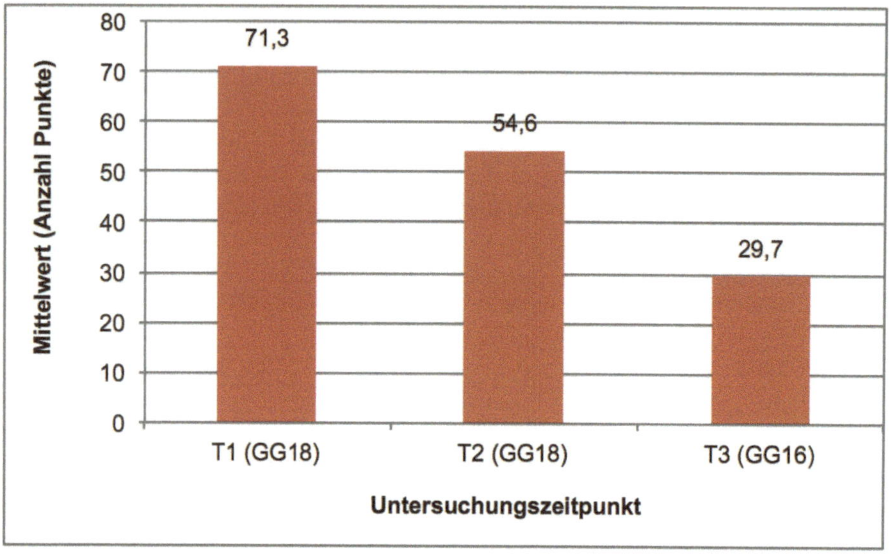

Abb. 5.4 Veränderung der Häufigkeit des Auftretens des Symptoms Magenverstimmung (Mittelwerte gemessen in Punkten von 0–100) in Abhängigkeit vom Untersuchungszeitpunkt

Die im Zusammenhang mit ➢ Abb. 5.3 beschriebene Verbesserung des Störungsgrads des Symptoms Übelkeit erwies sich lediglich zwischen den Messzeitpunkten T1 und T3 (,012) als signifikant (➢ Tab. 5.2).

5.1.2 Symptom Magenverstimmung

Wie ➢ Abb. 5.4 zeigt, ergab sich die deutlichste Verbesserung im Hinblick auf die Häufigkeit des Auftretens des Symptoms Magenverstimmung zwischen den Messzeitpunkten T2 und T3 (um 24,9 Punkte), während zwischen den Messzeitpunkten T1 und T2 eine etwas weniger deutliche Verbesserung erfolgte (um 16,7 Punkte). Sehr deutlich erwies sich die Veränderung zwischen den Messzeitpunkten T1 und T3 (um 41,6 Punkte).
Die im Zusammenhang mit ➢ Abb. 5.4 beschriebene Verbesserung der Häufigkeit des Auftretens des Symptoms Magenverstimmung erwies sich sowohl zwischen den Messzeitpunkten T1 und T3 (,006) als auch zwischen den Messzeitpunkten T2 und T3 (,021) als signifikant (➢ Tab. 5.3).
➢ Abb. 5.5 zeigt eine deutliche Verbesserung hinsichtlich des Störungsgrads des Symptoms Magenverstimmung vor allem zwischen den Messzeitpunkten T2 und T3 (um 20,4 Punkte), während sich zwischen den Messzeitpunkten T1 und T2 lediglich eine etwas weniger deutliche

Tab. 5.3 Unterschiede bezüglich der Häufigkeit des Auftretens des Symptoms Magenverstimmung beim Vergleich der Untersuchungszeitpunkte T3–T1 (statistisch signifikante Werte fettgedruckt)

Symptom Magenverstimmung	Z	Signifikanz adjustiert
Häufigkeit T2 – Häufigkeit T1	–2,379	,051
Häufigkeit T3 – Häufigkeit T1	–3,084	**,006**
Häufigkeit T3 – Häufigkeit T2	–2,708	**,021**

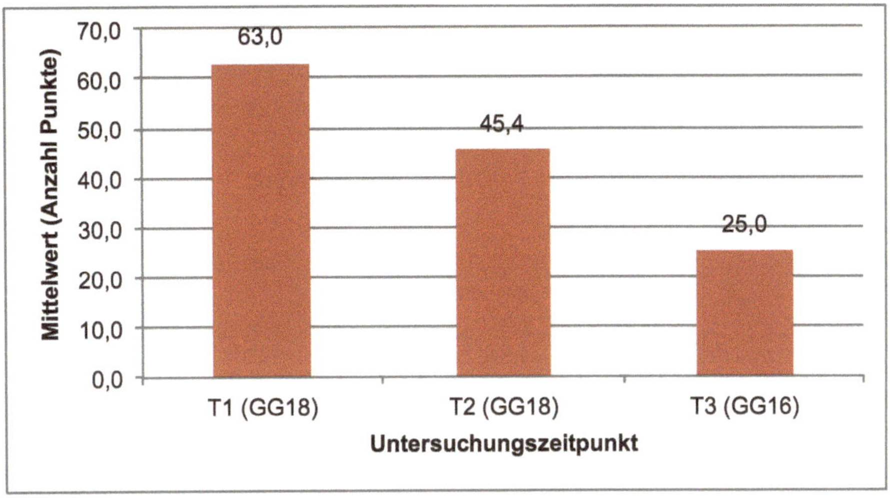

Abb. 5.5 Veränderung des Störungsgrads durch das Symptom Magenverstimmung (Mittelwerte gemessen in Punkten von 0–100) in Abhängigkeit vom Untersuchungszeitpunkt

Tab. 5.4 Unterschiede bezüglich der Veränderung des Störungsgrads des Symptoms Magenverstimmung beim Vergleich der Untersuchungszeitpunkte T3–T1 (statistisch signifikante Werte fettgedruckt)

Symptom Magenverstimmung	Z	Signifikanz adjustiert
Störung T2 – Störung T1	–2,103	,105
Störung T3 – Störung T1	–3,216	**,003**
Störung T3 – Störung T2	–2,409	**,048**

Verbesserung ergab (um 17,6 Punkte). Sehr deutlich erwies sich die Veränderung zwischen den Messzeitpunkten T1 und T3 (um 38,0 Punkte).

Die im Zusammenhang mit ➤ Abb. 5.3 beschriebene Verbesserung im Hinblick auf den Störungsgrad des Symptoms Magenverstimmung erwies sich zwischen den Messzeitpunkten T2 und T3 (,048) als signifikant, vor allem jedoch zwischen den Messzeitpunkten T1 und T3 (,003; ➤ Tab. 5.4).

5.1.3 Symptom Aufstoßen

Aus ➤ Abb. 5.6 geht hervor, dass sich im Hinblick auf die Häufigkeit des Auftretens des Symptoms Aufstoßen die stärkste Verbesserung zwischen den Messzeitpunkten T1 und T2 (um 20,4 Punkte) ergeben hat, während die Verbesserung zwischen den Messzeitpunkten T2 und T3

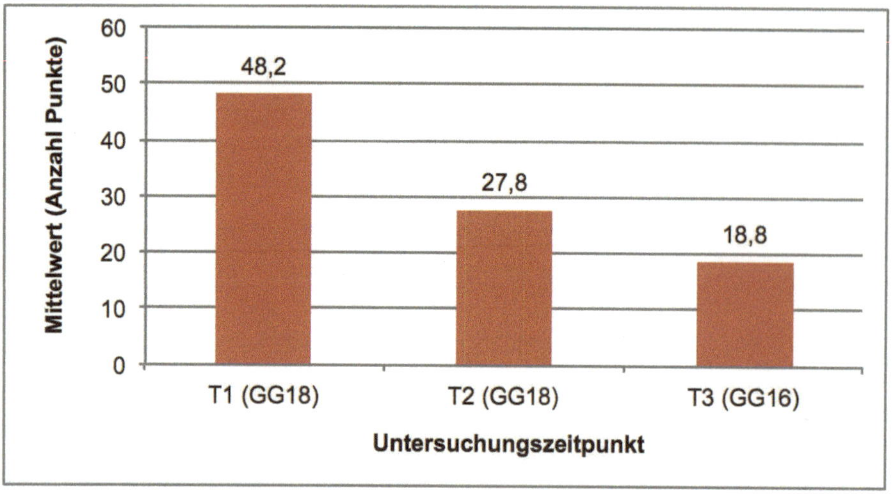

Abb. 5.6 Veränderung der Häufigkeit des Auftretens des Symptoms Aufstoßen (Mittelwerte gemessen in Punkten von 0–100) in Abhängigkeit vom Untersuchungszeitpunkt

Tab. 5.5 Unterschiede bezüglich der Häufigkeit des Auftretens des Symptoms Aufstoßen beim Vergleich der Untersuchungszeitpunkte T3–T1 (statistisch signifikante Werte fettgedruckt)

Symptom Aufstoßen	**Z**	**Signifikanz adjustiert**
Häufigkeit T2 – Häufigkeit T1	–2,574	**,030**
Häufigkeit T3 – Häufigkeit T1	–3,305	**,003**
Häufigkeit T3 – Häufigkeit T2	–2,448	**,042**

deutlich geringer war (um 9,0 Punkte). Sehr deutlich erwies sich die Veränderung zwischen den Messzeitpunkten T1 und T3 (um 29,4 Punkte).

Die im Zusammenhang mit ➤ Abb. 5.6 beschriebene Verbesserung der Häufigkeit des Auftretens des Symptoms Aufstoßen erwies sich zwischen allen Messzeitpunkten (T1/T2 ,030; T2/T3 ,042; T1/T3 ,003), vor allem aber zwischen T1 und T3 als signifikant (➤ Tab. 5.5).

➤ Abb. 5.7 zeigt eine nicht allzu bedeutende Verbesserung im Hinblick auf den Störungsgrad des Symptoms Aufstoßen sowohl zwischen den Messzeitpunkten T1 und T2 (um 14,8 Punkte) als auch zwischen den Messzeitpunkten T2 und T3 (um 8,1 Punkte). Sehr deutlich erwies sich die Veränderung zwischen den Messzeitpunkten T1 und T3 (um 22,9 Punkte).

Die im Zusammenhang mit ➤ Abb. 5.7 beschriebene Verbesserung im Hinblick auf den Störungsgrad des Symptoms Aufstoßen erwies sich lediglich zwischen den Messzeitpunkten T1 und T3 (,018) als signifikant (➤ Tab. 5.6).

5.1.4 Symptom Herzbrennen

Wie ➤ Abb. 5.8 zeigt, ergab sich die deutlichere Verbesserung im Hinblick auf die Häufigkeit des Auftretens des Symptoms Herzbrennen zwischen den Messzeitpunkten T1 und T2 (um 9,3 Punkte), während zwischen den Messzeitpunkten T2 und T3 eine kaum merkliche Verbesserung

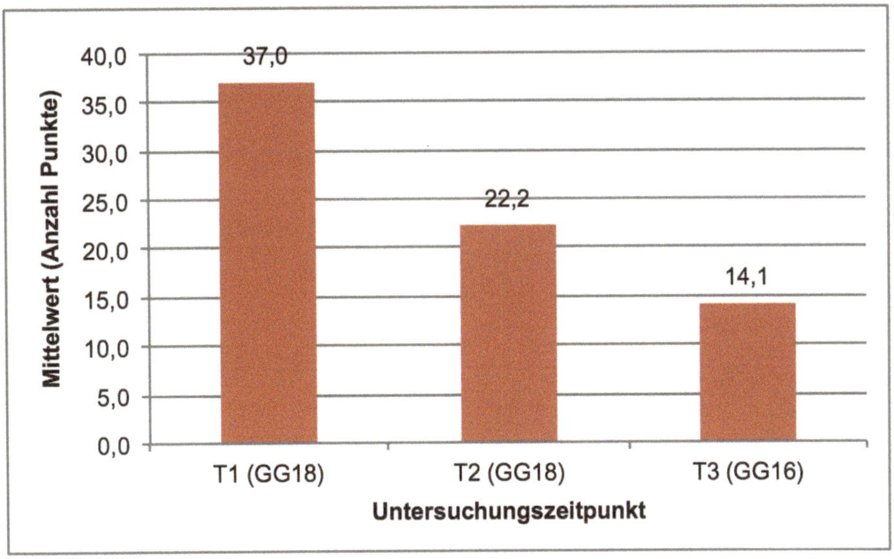

Abb. 5.7 Veränderung des Störungsgrads durch das Symptom Aufstoßen (Mittelwerte gemessen in Punkten von 0–100) in Abhängigkeit vom Untersuchungszeitpunkt

Tab. 5.6 Unterschiede bezüglich der Veränderung des Störungsgrads des Symptoms Aufstoßen beim Vergleich der Untersuchungszeitpunkte T3–T1 (statistisch signifikante Werte fettgedruckt)

Symptom Aufstoßen	Z	Signifikanz adjustiert
Störung T2 – Störung T1	–1,947	,156
Störung T3 – Störung T1	–2,747	**,018**
Störung T3 – Störung T2	–2,124	,102

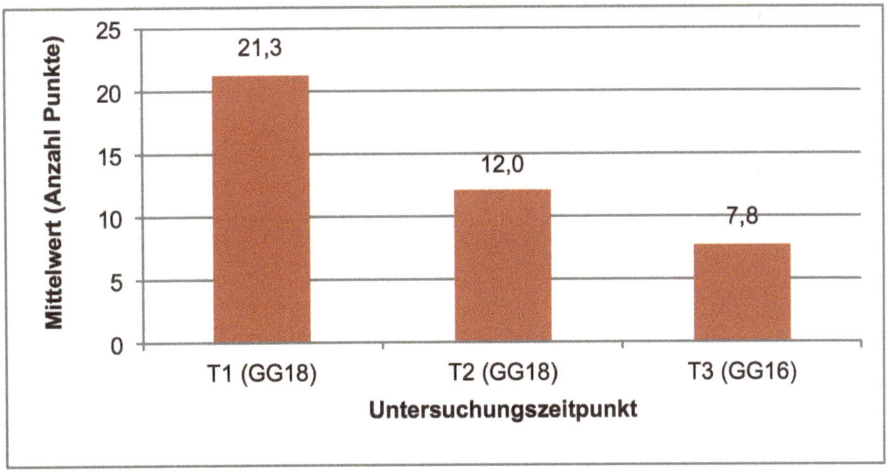

Abb. 5.8 Veränderung der Häufigkeit des Auftretens des Symptoms Herzbrennen (Mittelwerte gemessen in Punkten von 0–100) in Abhängigkeit vom Untersuchungszeitpunkt

Tab. 5.7 Unterschiede bezüglich der Häufigkeit des Auftretens des Symptoms Herzbrennen beim Vergleich der Untersuchungszeitpunkte T3–T1 (statistisch signifikante Werte fettgedruckt)

Symptom Herzbrennen	Z	Signifikanz adjustiert
Häufigkeit T2 – Häufigkeit T1	–1,476	,420
Häufigkeit T3 – Häufigkeit T1	–1,689	,273
Häufigkeit T3 – Häufigkeit T2	–1,054	,876

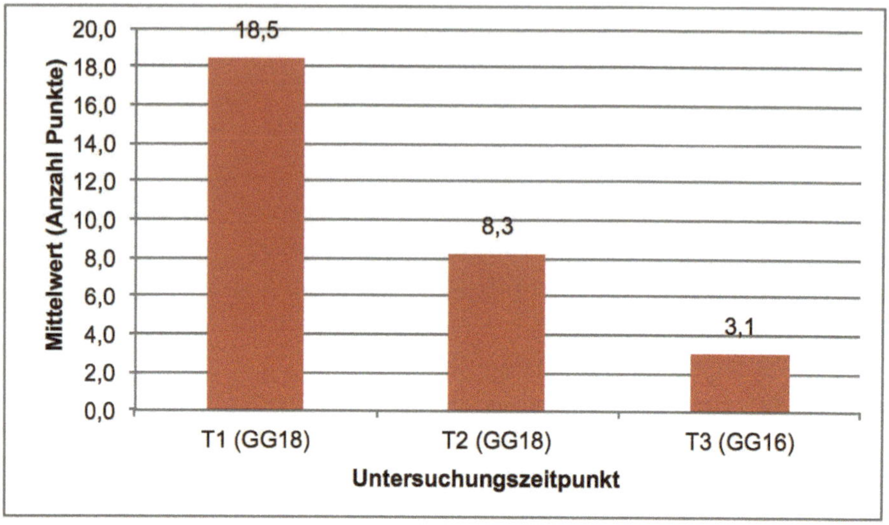

Abb. 5.9 Veränderung des Störungsgrads durch das Symptom Herzbrennen (Mittelwerte gemessen in Punkten von 0–100) in Abhängigkeit vom Untersuchungszeitpunkt

Tab. 5.8 Unterschiede bezüglich der Veränderung des Störungsgrads des Symptoms Herzbrennen beim Vergleich der Untersuchungszeitpunkte T3–T1 (statistisch signifikante Werte fettgedruckt)

Symptom Herzbrennen	Z	Signifikanz adjustiert
Störung T2 – Störung T1	–1,362	,519
Störung T3 – Störung T1	–1,787	,222
Störung T3 – Störung T2	–1,289	,591

erfolgte (um 4,2 Punkte). Etwas deutlicher erwies sich die Veränderung zwischen den Messzeitpunkten T1 und T3 (um 13,5 Punkte).

Die im Zusammenhang mit ➤ Abb. 5.8 beschriebene Verbesserung der Häufigkeit des Auftretens des Symptoms Herzbrennen erwies sich in keinem Falle als signifikant (➤ Tab. 5.7). Das Symptom Herzbrennen wurde allerdings von den ProbandInnen praktisch nur als Nebensymptom und von Beginn der Studie an auch nur von wenigen ProbandInnen genannt.

Auch ➤ Abb. 5.9 zeigt keine allzu deutlichen Verbesserungen im Hinblick auf den Störungsgrad des Symptoms Herzbrennen. Zwischen den Messzeitpunkten T1 und T2 betrug diese lediglich 10,2 Punkte und zwischen den Messzeitpunkten T2 und T3 5,2 Punkte. Etwas deutlicher erwies sich die Veränderung zwischen den Messzeitpunkten T1 und T3 (um 15,4 Punkte).

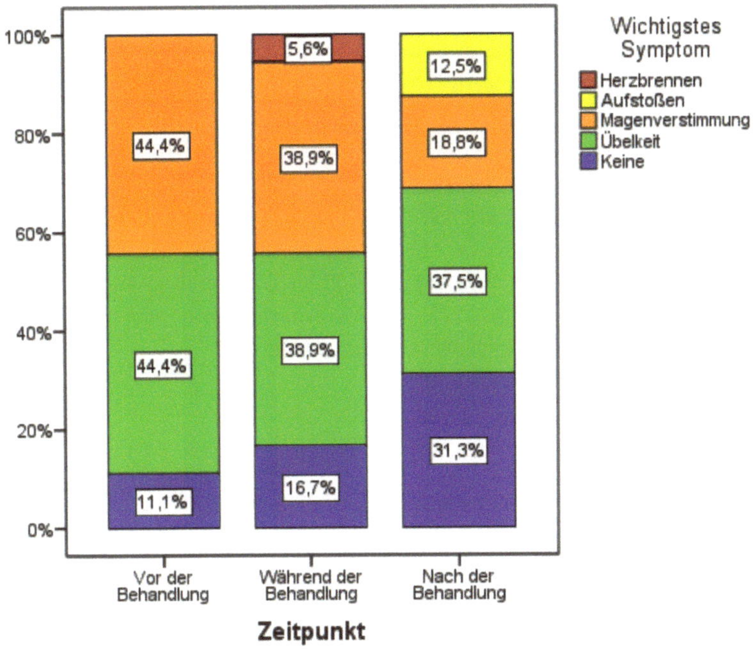

Abb. 5.10 Veränderung der als dominant (besonders störend) empfundenen Symptome vor (T1), während (T2) und nach der Behandlung (T3)

➤ Tab. 5.8 bestätigt die Ergebnisse der ➤ Abb. 5.9 insofern, als sich weder zwischen den Messzeitpunkten T1 und T2 noch zwischen den Messzeitpunkten T2 und T3 bzw. T1 und T2 eine Signifikanz ergab.

Wie den vorstehenden Abbildungen (➤ Abb. 5.2, ➤ Abb. 5.3, ➤ Abb. 5.4, ➤ Abb. 5.5, ➤ Abb. 5.6, ➤ Abb. 5.7, ➤ Abb. 5.8 und ➤ Abb. 5.9) und Tabellen (➤ Tab. 4.4, ➤ Tab. 4.5, ➤ Tab. 5.1, ➤ Tab. 5.2, ➤ Tab. 5.3, ➤ Tab. 5.4, ➤ Tab. 5.5 und ➤ Tab. 5.6) zu entnehmen ist, haben sich fast alle Symptome im Verlauf der Studie deutlich verbessert, und zwar sowohl im Hinblick auf die Häufigkeit des Auftretens als auch auf den Grad der Störung durch das Auftreten des Symptoms. Es ist davon auszugehen, dass die Veränderungen noch deutlicher ausgefallen wären, wenn sich die Grundgesamtheit der ProbandInnen nicht im Verlauf der Untersuchungszeitpunkte T2 zu T3 von 18 auf 16 reduziert hätte.

Am deutlichsten war die Verbesserung im Hinblick auf die Magenverstimmung. Auch das zweite Hauptsymptom, die Übelkeit verbesserte sich signifikant. Das Symptom Aufstoßen verbesserte sich ebenfalls merklich, wobei sich die Verbesserung im Gegensatz zur Magenverstimmung vor allem während der Behandlungsphase zeigte und nach der Behandlungsphase etwas abnahm. Das Symptom Herzbrennen dagegen verbesserte sich zwar nur geringfügig, dafür aber recht gleichmäßig von T1 zu T3.

In Bezug auf das Symptom Übelkeit ergaben sich signifikante Veränderungen zwischen den Untersuchungszeitpunkten T1 und T2 sowie zwischen T1 und T3, während sich signifikante Veränderungen für das Symptom Magenverstimmung zwischen den Untersuchungszeitpunkten T2 und T3 sowie ebenfalls zwischen T1 und T3 zeigten. Beim Symptom Aufstoßen waren die Veränderungen zwischen allen Untersuchungszeitpunkten signifikant, während sich für das Symptom Herzbrennen keinerlei Signifikanz ergab.

Interessant ist auch, dass sich die Angaben der ProbandInnen auf die Frage, welches der angeführten Symptome als besonders störend empfunden wurde, in Bezug auf die Komponente „KEINE“ zwischen den Messzeitpunkten T1 und T3 deutlich verändert hatten, nämlich von 11,1 % zum Messzeitpunkt T1 auf 31,3 % zum Messzeitpunkt T3 (vgl. hierzu die blauen Felder der ➤ Abb. 5.10).
Das bedeutet, dass sich die ProbandInnen, die noch zum Messzeitpunkt T1 eine deutliche Störung von 88,9 % durch *alle* angegebenen Symptome angegeben hatten, sich zum Messzeitpunkt T3 durch diese Symptome im Durchschnitt um 20,2 Prozentpunkte weniger gestört fühlten, wogegen sich zu T3 eine dominante Störung *nur noch* durch die Symptome Übelkeit (37,5 %) und Magenverstimmung (18,8 %) ergab. Wie aus ➤ Abb. 5.10 zu entnehmen ist, waren es auch diese beiden Symptome, welche von den ProbandInnen während T1 bis T3 mit großem Abstand als besonders störend, also als ihre vordergründigsten FD-Beschwerden, angegeben wurden. Auf diese Hauptsymptome soll daher im Folgenden detailliert eingegangen werden.

5.2 Veränderung der dominantesten FD-Symptome Übelkeit (bezogen auf GG9) und Magenverstimmung (bezogen auf GG8 bzw. GG7) im Verlauf der Messzeitpunkte T1, T2 und T3

Die mit Hilfe des SF-LDQ erfassten Angaben der ProbandInnen zu den von ihnen als dominant wahrgenommenen FD-Symptomen variierten zwischen:

- 0 Punkte (%) = kein Auftreten der Symptome und
- 100 Punkte (%) = (prozentual) häufigstes Auftreten der Symptome.

Von den ProbandInnen wurde jeweils am Ende der Messzeitpunkte T1, T2 und T3 rückblickend auf die vergangenen sechs Wochen das während dieses Zeitraums dominanteste FD-Symptom angegeben. Nach Auswertung der Fragebögen erwiesen sich die Symptome Übelkeit und Magenverstimmung als mit Abstand am wichtigsten.
Nachfolgend werden die Veränderungen, die von den ProbandInnen bezüglich der Hauptsymptome Übelkeit und Magenverstimmung zu den Untersuchungszeitpunkten T1, T2 und T3 festgestellt wurden, jeweils *prozentual,* entsprechend der *Häufigkeit* ihres Auftretens sowie im Hinblick auf den Grad, in dem sich die betreffenden Symptome *störend* auswirkten, abgebildet (➤ Abb. 5.11, ➤ Abb. 5.12, ➤ Abb. 5.13, ➤ Abb. 5.14, ➤ Abb. 5.15 und ➤ Abb. 5.16). Ergänzend werden für jedes Symptom die *statistisch signifikanten Unterschiede* zwischen den Untersuchungszeitpunkten T1, T2 und T3 dargestellt (➤ Tab. 5.9, ➤ Tab. 5.10, ➤ Tab. 5.11 und ➤ Tab. 5.12), wobei ein Unterschied dann als statistisch signifikant betrachtet wurde, wenn der adjustierte Signifikanzwert ≤ 0,05 betrug.

5.2.1 Hauptsymptom Übelkeit (GG9)

Aus ➤ Abb. 5.11 geht hervor, dass sich der Prozentsatz der 9 ProbandInnen, die das Symptom Übelkeit als Hauptsymptom angaben, zwischen den Messzeitpunkten T1 und T3 insgesamt lediglich um 6,9 Prozentpunkte verringert hat.

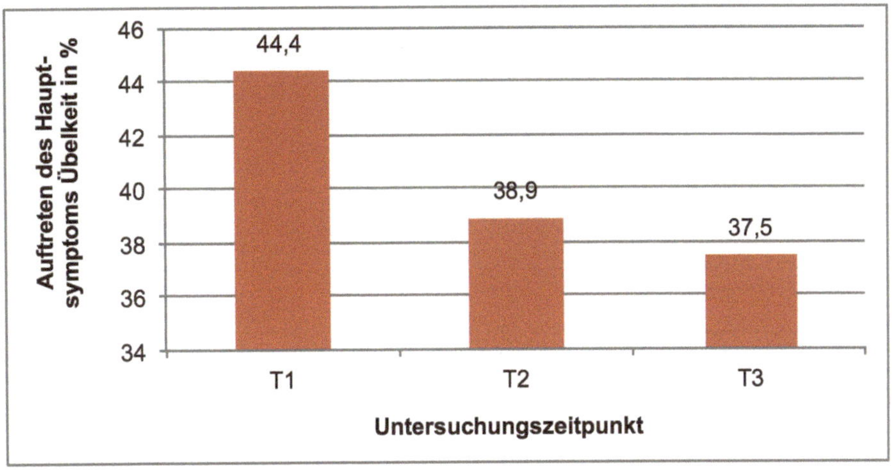

Abb. 5.11 Veränderung des Prozentsatzes der ProbandInnen, die das Symptom Übelkeit als Hauptsymptoms angegeben hatten in Abhängigkeit vom Untersuchungszeitpunkt

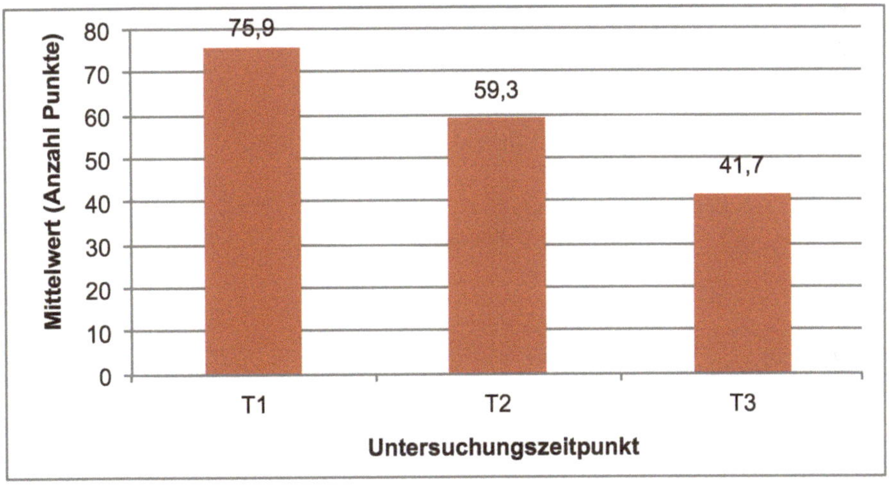

Abb. 5.12 Veränderung der Häufigkeit des Auftretens des Hauptsymptoms Übelkeit (Mittelwerte gemessen in Punkten von 0–100) in Abhängigkeit vom Untersuchungszeitpunkt

➢ Abb. 5.12 zeigt eine Verbesserung der Häufigkeit des Auftretens des Hauptsymptoms Übelkeit sowohl zwischen den Messzeitpunkten T1 und T2 (um 16,6 Punkte) als auch zwischen den Messzeitpunkten T2 und T3 (um 17,6 Punkte).
Die in ➢ Abb. 5.12 dokumentierte Verbesserung der Häufigkeit des Auftretens des Hauptsymptoms Übelkeit erwies sich allerdings lediglich zwischen den Messzeitpunkten T1 und T3 als signifikant (,030; ➢ Tab. 5.9).
➢ Abb. 5.13 zeigt eine deutliche Verbesserung des Störungsgrads durch das Hauptsymptom Übelkeit zwischen den Messzeitpunkten T1 und T2 (um 22,2 Punkte), während sich zwischen den Messzeitpunkten T2 und T3 lediglich eine Verbesserung um 7,4 Punkte ergab.

Tab. 5.9 Unterschiede bezüglich der Häufigkeit des Auftretens des Hauptsymptoms Übelkeit beim Vergleich der Untersuchungszeitpunkte T3–T1 (statistisch signifikante Werte fettgedruckt)

Symptom Übelkeit	Z	Signifikanz adjustiert
Häufigkeit T2 – Häufigkeit T1	−2,124	,102
Häufigkeit T3 – Häufigkeit T1	−2,565	**,030**
Häufigkeit T3 – Häufigkeit T2	−1,906	,171

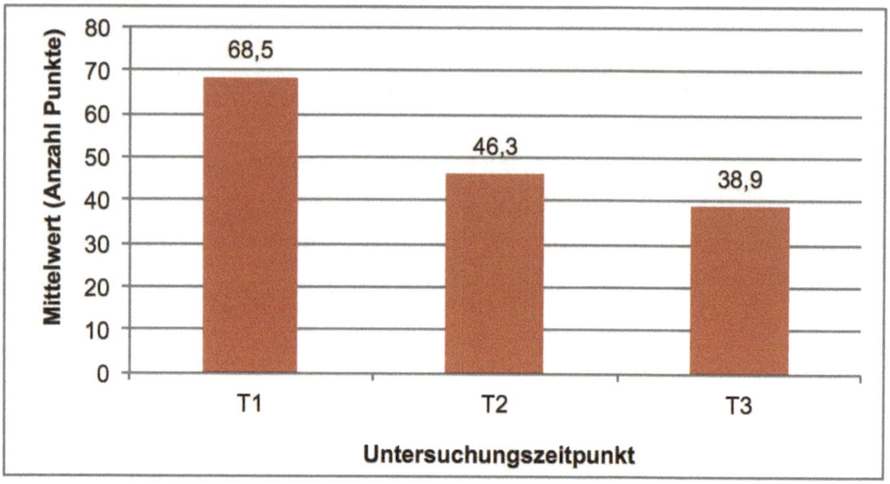

Abb. 5.13 Veränderung des Störungsgrads durch das Hauptsymptom Übelkeit (Mittelwert gemessen in Punkten von 0–100) in Abhängigkeit vom Untersuchungszeitpunkt

Tab. 5.10 Unterschiede bezüglich der Veränderung des Störungsgrads des Hauptsymptoms Übelkeit beim Vergleich der Untersuchungszeitpunkte T3–T1

Symptom Übelkeit	Z	Signifikanz adjustiert
Störung T2 – Störung T1	−1,621	,315
Störung T3 – Störung T1	−2,229	,078
Störung T3 – Störung T2	−1,378	,504

➢ Tab. 5.10 bestätigt die Ergebnisse der ➢ Abb. 5.13 insofern nur zum Teil, als sich der angegebene Störungsgrad auch zwischen den Messzeitpunkten T1 und T2 nicht signifikant veränderte, wie übrigens auch zu keinem anderen Zeitpunkt.

5.2.2 Hauptsymptom Magenverstimmung (GG8 bzw. GG7)

➢ Abb. 5.14 zeigt, dass sich der Prozentsatz der ProbandInnen, die das Symptom Magenverstimmung als Hauptsymptom angaben, zwischen den Messzeitpunkten T1 und T3 um 26,3 Prozentpunkte verringert hat, wobei sich die Stichprobengröße zwischen T1 und T3 von 8 auf 7 Personen reduziert hatte.

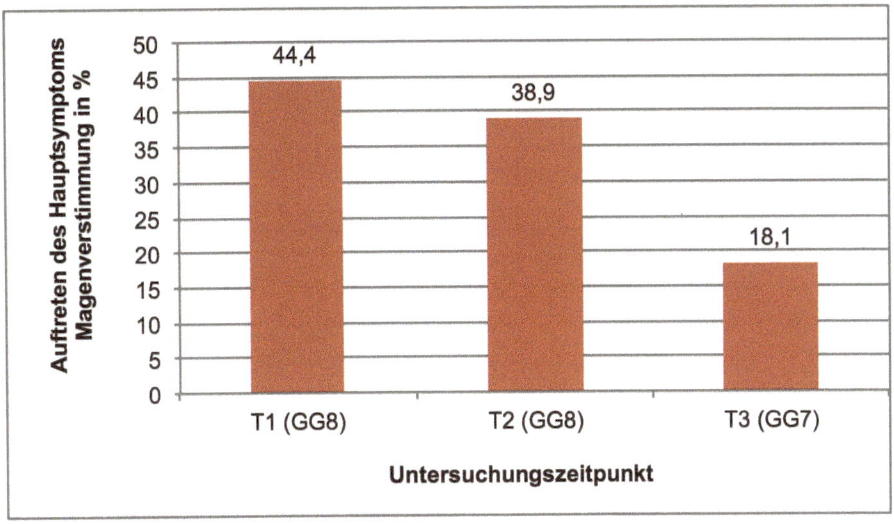

Abb. 5.14 Veränderung des Auftretens des Hauptsymptoms Magenverstimmung (in Prozent) in Abhängigkeit vom Untersuchungszeitpunkt

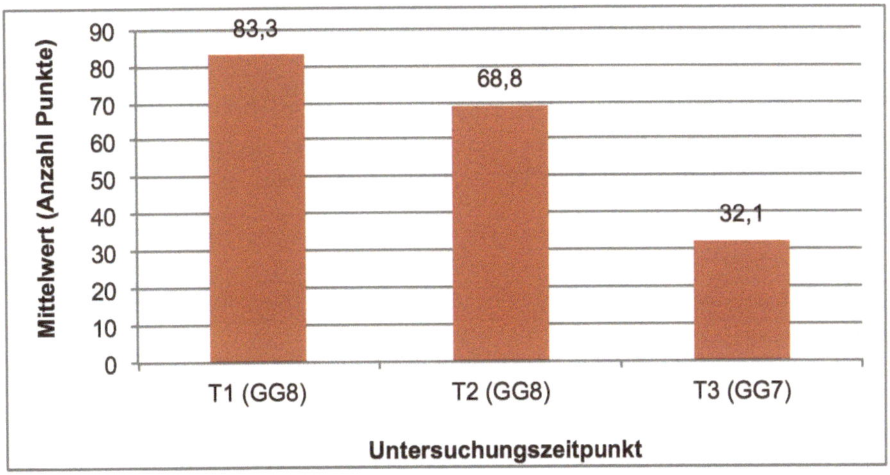

Abb. 5.15 Veränderung der Häufigkeit des Auftretens des Hauptsymptoms Magenverstimmung (Mittelwerte gemessen in Punkten von 0–100) in Abhängigkeit vom Untersuchungszeitpunkt

➤ Abb. 5.15 zeigt zwischen den Messzeitpunkten T1 und T2 lediglich eine geringere Verbesserung der Häufigkeit des Auftretens des Hauptsymptoms Magenverstimmung (um 14,5 Punkte), wogegen sich eine sehr deutliche Verbesserung zwischen den Messzeitpunkten T2 und T3 (um 36,7 Punkte) ergibt.

Die in ➤ Abb. 5.15 beschriebene Verbesserung der Häufigkeit des Auftretens des Hauptsymptoms Magenverstimmung erwies sich allerdings zu keinem Zeitpunkt als signifikant, was möglicherweise auch der Reduzierung der Stichprobengröße zum Messzeitpunkt T3 um eine Person zuzuschreiben ist (➤ Tab. 5.11).

Tab. 5.11 Unterschiede bezüglich der Häufigkeit des Auftretens des Symptoms Magenverstimmung beim Vergleich der Untersuchungszeitpunkte T3–T1

Symptom Magenverstimmung	Z	Signifikanz adjustiert
Häufigkeit T2 – Häufigkeit T1	–1,382	,501
Häufigkeit T3 – Häufigkeit T1	–2,226	,078
Häufigkeit T3 – Häufigkeit T2	–2,214	,081

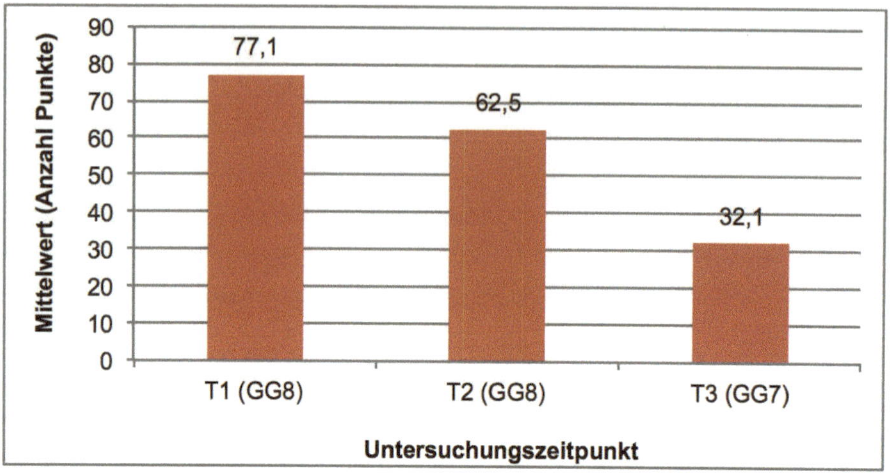

Abb. 5.16 Veränderung des Störungsgrads durch das Hauptsymptom Magenverstimmung (Mittelwert gemessen in Punkten von 0–100) in Abhängigkeit vom Untersuchungszeitpunkt

Tab. 5.12 Unterschiede bezüglich der Veränderung des Störungsgrads des Hauptsymptoms Übelkeit beim Vergleich der Untersuchungszeitpunkte T3–T1

Symptom Magenverstimmung	Z	Signifikanz adjustiert
Störung T2 – Störung T1	–1,054	,876
Störung T3 – Störung T1	–2,207	,081
Störung T3 – Störung T2	–1,761	,234

Wie ➤ Abb. 5.16 zeigt, ergab sich eine deutliche Verbesserung des Störungsgrads durch das Hauptsymptom Magenverstimmung zwischen den Messzeitpunkten T2 und T3 (um 30,4 Punkte), während zwischen den Messzeitpunkten T1 und T2 lediglich eine Verbesserung um 14,6 Punkte erfolgte.

Allerdings erwies sich die im Zusammenhang mit ➤ Abb. 5.16 beschriebene Verbesserung des Störungsgrads des Hauptsymptoms zu keinem Zeitpunkt als signifikant, was wiederum der Reduzierung der Stichprobengröße zum Messzeitpunkt T3 um eine Person zuzuschreiben sein könnte (➤ Tab. 5.12).

Beide dominanten Symptome, sowohl die Magenverstimmung als auch die Übelkeit, verringerten sich deutlich zwischen den Untersuchungszeitpunkten T1 bis T3. Es ist davon auszugehen, dass die Veränderungen bezüglich des Hauptsymptoms Magenverstimmung noch deutlicher ausgefallen wären, wenn sich die Grundgesamtheit der ProbandInnen nicht im Verlauf der Untersuchungszeitpunkte T2 zu T3 von 8 auf 7 reduziert hätte.

Insgesamt ergab sich sowohl prozentual (um 19,4 %), als auch im Hinblick auf die Häufigkeit des Auftretens (um 17 Punkte) und den Grad der Störung (um 15,4 Punkte) eine stärkere Verringerung des Hauptsymptoms Magenverstimmung als des Hauptsymptoms Übelkeit.
Beim Hauptsymptom Magenverstimmung verringerten sich sowohl der berichtete Prozentsatz als auch die Häufigkeit des Auftretens und der Grad der Störung deutlicher zwischen den Untersuchungszeitpunkten T2 und T3, während dies beim Hauptsymptom Übelkeit lediglich hinsichtlich der Häufigkeit des Auftretens der Fall war. Für das Hauptsymptom Übelkeit konnte dagegen ein deutlicherer Rückgang prozentual und in Bezug auf den Grad der Störung zwischen den Untersuchungszeitpunkten T1 und T2 festgestellt werden.
Bezogen auf die Hauptsymptome ergab sich lediglich für das Hauptsymptom Übelkeit eine signifikante Veränderung zwischen den Untersuchungszeitpunkten T1 und T3, während alle übrigen gemessenen Veränderungen oberhalb des Signifikanzniveaus lagen.

5.3 Veränderungen des Gesundheitszustands der ProbandInnen im Verlauf der Messzeitpunkte T1, T2, T3 (EQ-5E-3L)

Die Angaben der ProbandInnen bezüglich ihres Gesundheitszustands, die mit Hilfe des EQ-5E-3L-Fragebogens festgehalten wurden, variierten zwischen:
0 % = schlechtester denkbarer Gesundheitszustand und
100 % = bester denkbarer Gesundheitszustand.
Die ProbandInnen berichteten von einer signifikanten Verbesserung Ihres allgemeinen Gesundheitszustands zwischen den Messzeitpunkten T1 (Mittelwert 52,2) und T3 (Mittelwert 77,5), wie ➤ Tab. 5.13 und ➤ Tab. 5.14 belegen:
Nachfolgend werden die zwischen den Messzeitpunkten T1, T2 und T3 beobachteten Veränderungen der einzelnen, im Zusammenhang mit dem allgemeinen Gesundheitszustand betrachteten Komponenten Beweglichkeit/Mobilität, Selbstversorgung, Durchführung alltäglicher Tätigkeiten, Schmerzen/körperliche Beschwerden sowie Angst/
Niedergeschlagenheit in Abhängigkeit vom subjektiv von den ProbandInnen wahrgenommenen Gesundheitszustand dargestellt (➤ Abb. 5.17, ➤ Abb. 5.18, ➤ Abb. 5.19, ➤ Abb. 5.20 und ➤ Abb. 5.21). Ergänzend werden für jede Komponente die statistisch signifikanten Unterschiede für den Vergleich der relevanten Untersuchungszeitpunkte nachgewiesen (➤ Tab. 5.15, ➤ Tab. 5.16, ➤ Tab. 5.17, ➤ Tab. 5.18 und ➤ Tab. 5.19), wobei ein statistisch signifikanter Unterschied dann vorliegt, wenn der adjustierte Signifikanzwert ≤ 0,05 ist.

5.3.1 Einschränkung der Beweglichkeit/Mobilität

Wie ➤ Abb. 5.17 zu entnehmen ist, verbesserte sich die subjektiv von den ProbandInnen wahrgenommene Einschränkung ihrer Beweglichkeit bzw. Mobilität zwischen den Messzeitpunkten T1 und T2 deutlich (um 15,7 Punkte), während sie sich zwischen den Messzeitpunkten T2 und T3 lediglich sehr geringfügig verbesserte (um 2,7 Punkte).

Tab. 5.13 Verbesserung des Gesundheitszustands der ProbandInnen zwischen den Messzeitpunkten T1 und T3 (Daten normalverteilt)

	N	Mittelwert	Standardabweichung	Minimum	Maximum
Gesundheitszustand T1	18	52,2	13,8	30,0	75,0
Gesundheitszustand T2	18	67,5	14,5	34,0	90,0
Gesundheitszustand T3	16	77,5	14,1	52,5	100,0

Tab. 5.14 Signifikanz der Gesundheitsverbesserung der ProbandInnen zwischen den Messzeitpunkten T1–T3

	Z	Signifikanz adjustiert
Gesundheitszustand T2 – Gesundheitszustand T1	−2,984	**,009**
Gesundheitszustand T3 – Gesundheitszustand T1	−3,517	**,000**
Gesundheitszustand T3 – Gesundheitszustand T2	−3,439	**,003**

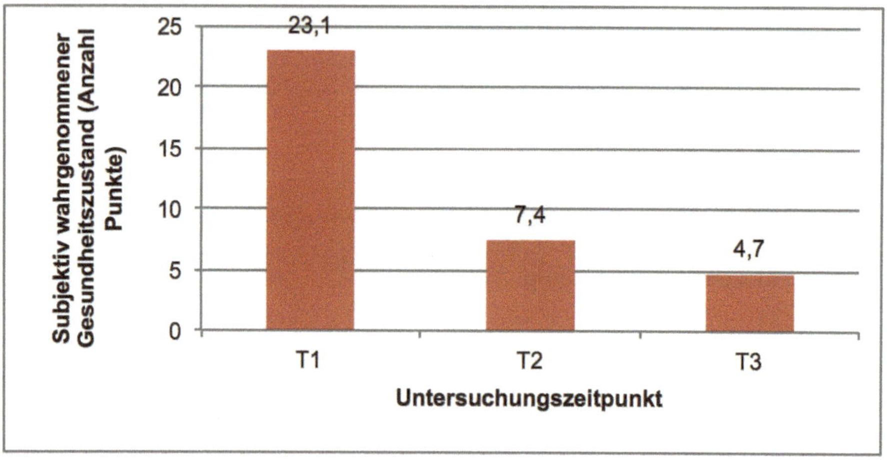

Abb. 5.17 Veränderung der subjektiv von den ProbandInnen wahrgenommenen Einschränkung ihrer Beweglichkeit/Mobilität (Mittelwerte gemessen in Punkten von 0–100) in Abhängigkeit vom Untersuchungszeitpunkt

Aus ➤ Tab. 5.15 geht hervor, dass bezüglich der subjektiv von den ProbandInnen wahrgenommenen Einschränkung ihrer Beweglichkeit/Mobilität lediglich zwischen den Messzeitpunkten T1 und T2 (,042) sowie T1 und T3 (,033) signifikante Unterschiede festgestellt werden konnten.

5.3.2 Einschränkung der Fähigkeit, sich selbst zu versorgen

➤ Abb. 5.18 zeigt lediglich sehr leichte Verbesserungen der subjektiv von den ProbandInnen wahrgenommenen Einschränkung, sich selbst zu versorgen, und zwar zwischen den Messzeitpunkten T1 und T2 um 0,9 Punkte und zwischen T2 und T3 um 1,9 Punkte.

Tab. 5.15 Unterschiede bezüglich der von den ProbandInnen wahrgenommenen Einschränkung ihrer Beweglichkeit/Mobilität beim Vergleich der Untersuchungszeitpunkte T3–T1 (statistisch signifikante Werte fettgedruckt)

Einschränkung der Beweglichkeit/Mobilität	Z	Signifikanz adjustiert
Häufigkeit T2 – Häufigkeit T1	–2,448	**,042**
Häufigkeit T3 – Häufigkeit T1	–2,555	**,033**
Häufigkeit T3 – Häufigkeit T2	–,647	1,000

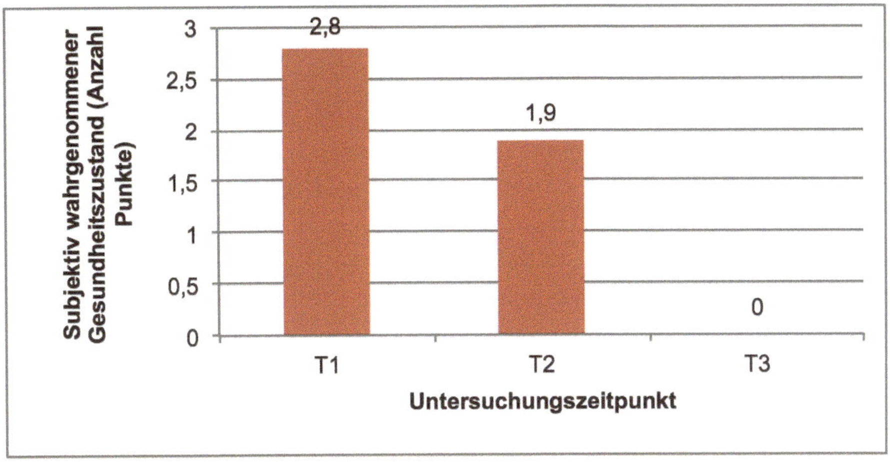

Abb. 5.18 Veränderung der subjektiv von den ProbandInnen wahrgenommenen Einschränkung, sich selbst zu versorgen (Mittelwerte gemessen in Punkten von 0–100) in Abhängigkeit vom Untersuchungszeitpunkt

Tab. 5.16 Unterschiede bezüglich der von den ProbandInnen wahrgenommenen Einschränkung, sich selbst zu versorgen beim Vergleich der Untersuchungszeitpunkte T3–T1 (statistisch signifikante Werte fettgedruckt)

Einschränkung, sich selbst zu versorgen	Z	Signifikanz adjustiert
Häufigkeit T2 – Häufigkeit T1	–,378	1,000
Häufigkeit T3 – Häufigkeit T1	–1,342	,540
Häufigkeit T3 – Häufigkeit T2	–1,414	,471

➤ Tab. 5.16 bestätigt die Ergebnisse der ➤ Abb. 5.18 insofern, als bezüglich der subjektiv von den ProbandInnen wahrgenommenen Einschränkung, sich selbst zu versorgen zwischen keinen Zeitpunkten signifikante Unterschiede festgestellt werden konnten.

5.3.3 Einschränkung, alltägliche Tätigkeiten auszuführen

Aus ➤ Abb. 5.19 wiederum geht hervor, dass sich die subjektiv von den ProbandInnen wahrgenommene Einschränkung, alltägliche Tätigkeiten auszuführen zwischen den Messzeitpunkten T1

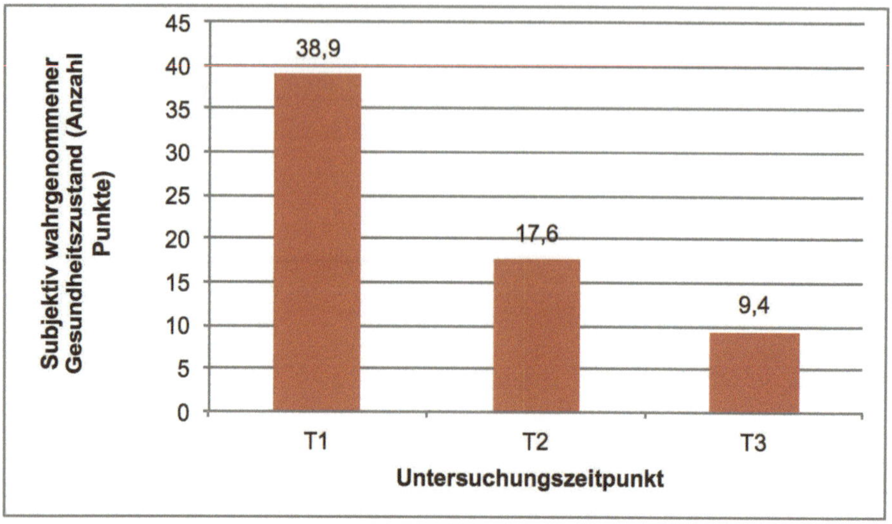

Abb. 5.19 Veränderung der subjektiv von den ProbandInnen wahrgenommenen Einschränkung, alltägliche Tätigkeiten auszuführen (Mittelwerte gemessen in Punkten von 0–100) in Abhängigkeit vom Untersuchungszeitpunkt

Tab. 5.17 Unterschiede bezüglich der von den ProbandInnen wahrgenommenen Einschränkung, alltägliche Tätigkeiten auszuführen beim Vergleich der Untersuchungszeitpunkte T3–T1 (statistisch signifikante Werte fettgedruckt)

Einschränkung, alltägliche Tätigkeiten auszuführen	Z	Signifikanz adjustiert
Häufigkeit T2 – Häufigkeit T1	–2,574	**,030**
Häufigkeit T3 – Häufigkeit T1	–3,219	**,003**
Häufigkeit T3 – Häufigkeit T2	–2,136	,099

und T2 deutlich verbessert hat (um 21,3 Punkte), während sie sich zwischen den Messzeitpunkten T2 und T3 etwas weniger deutlich verbesserte (um 8,2 Punkte).

➤ Tab. 5.17 dokumentiert signifikante Unterschiede bezüglich der subjektiv von den ProbandInnen wahrgenommenen Einschränkung, alltägliche Tätigkeiten auszuführen sowohl zwischen den Messzeitpunkten T1 und T2 (,030) als auch vor allem zwischen den Messzeitpunkten T1 und T3 (,003).

5.3.4 Behinderung durch Schmerzen/Beschwerden

➤ Abb. 5.20 zeigt dagegen deutliche Verbesserungen der subjektiv von den ProbandInnen wahrgenommenen Behinderung durch Schmerzen bzw. körperliche Beschwerden zwischen den Messzeitpunkten T1 und T2 (um 14,4,9 Punkte) und T2 und T3 (um 16,5 Punkte).

➤ Tab. 5.18 bestätigt die Ergebnisse der ➤ Abb. 5.20 insofern, als bezüglich der subjektiv von den ProbandInnen wahrgenommenen Behinderung durch Schmerzen bzw. körperliche Beschwerden zwischen allen Messzeitpunkten signifikante Unterschiede festgestellt werden konnten, wobei die Signifikanz zwischen T1 und T3 am deutlichsten war (,006).

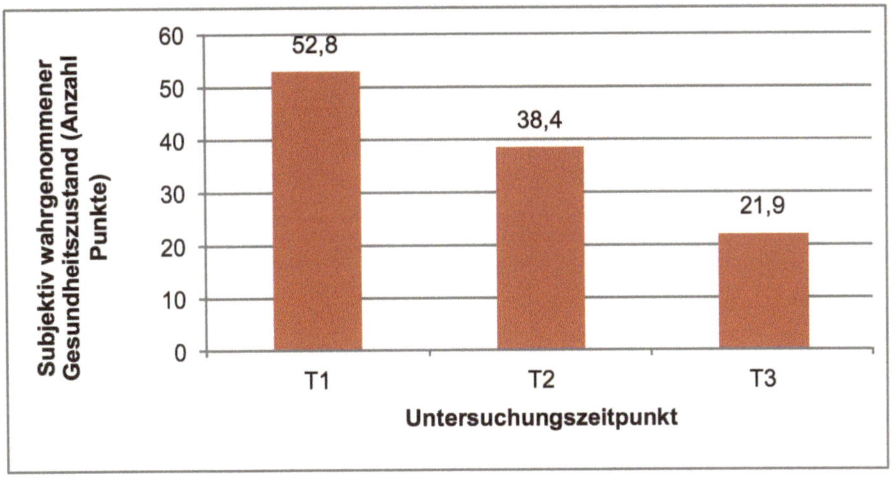

Abb. 5.20 Veränderung der subjektiv von den ProbandInnen wahrgenommenen Behinderung durch Schmerzen/Beschwerden (Mittelwerte gemessen in Punkten von 0–100) in Abhängigkeit vom Untersuchungszeitpunkt

Tab. 5.18 Unterschiede bezüglich der von den ProbandInnen wahrgenommenen Behinderung durch Schmerzen/Beschwerden beim Vergleich der Untersuchungszeitpunkte T3–T1 (statistisch signifikante Werte fettgedruckt)

Behinderung durch Schmerzen/Beschwerden	Z	Signifikanz adjustiert
Häufigkeit T2 – Häufigkeit T1	–2,488	**,039**
Häufigkeit T3 – Häufigkeit T1	–3,163	**,006**
Häufigkeit T3 – Häufigkeit T2	–2,565	**,030**

5.3.5 Angst/Niedergeschlagenheit

➢ Abb. 5.21 zeigt eine sehr deutliche Reduktion der subjektiv von den ProbandInnen wahrgenommenen Angst bzw. Niedergeschlagenheit zwischen den Messzeitpunkten T1 und T2 (um 23,6 Punkte) und eine etwas weniger markante Verbesserung zwischen den Messzeitpunkten T2 und T3 (um 5,6 Punkte).

Auch ➢ Tab. 5.19 bestätigt eine deutliche Signifikanz zwischen den Messzeitpunkten T1 und T2 (,003) sowie zwischen T1 und T3 (,009) bezüglich der Verminderung der subjektiv von den ProbandInnen wahrgenommenen Angst bzw. Niedergeschlagenheit.

Zusammenfassend kann festgehalten werden, dass sich der Gesundheitszustand der ProbandInnen im Verlauf der osteopathischen Behandlung bis auf die Einschränkung der Fähigkeit, sich selbst zu versorgen (Besserung lediglich um 2,8 Punkte), die jedoch bereits im Zeitpunkt T1 bei allen ProbandInnen nur sehr schwach ausgeprägt war, deutlich verbessert hat (im Schnitt um 22,2 Punkte).

Die deutlichste Besserung war hinsichtlich der Behinderung durch Schmerzen/körperliche Beschwerden (um 30,9 Punkte) zu beobachten, die allerdings zum Zeitpunkt T1 bei allen ProbandInnen am stärksten ausgeprägt war.

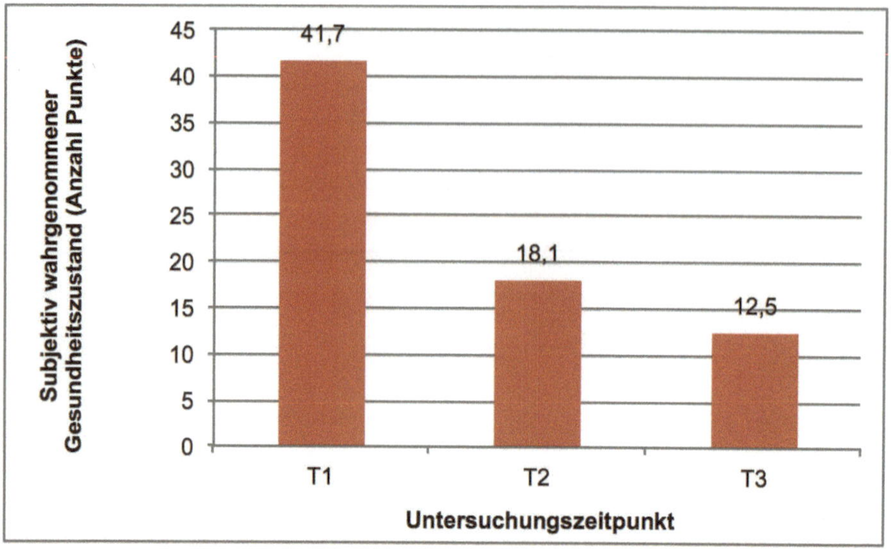

Abb. 5.21 Veränderung der subjektiv von den ProbandInnen wahrgenommenen Angst/Niedergeschlagenheit (Mittelwerte gemessen in Punkten von 0–100) in Abhängigkeit vom Untersuchungszeitpunkt

Tab. 5.19 Unterschiede bezüglich der von den ProbandInnen wahrgenommenen Angst/Niedergeschlagenheit beim Vergleich der Untersuchungszeitpunkte T3–T1 (statistisch signifikante Werte fettgedruckt)

Angst/Niedergeschlagenheit	**Z**	**Signifikanz adjustiert**
Häufigkeit T2 – Häufigkeit T1	–3,219	**,003**
Häufigkeit T3 – Häufigkeit T1	–2,955	**,009**
Häufigkeit T3 – Häufigkeit T2	–1,637	,306

Eine starke Verbesserung ergab sich auch hinsichtlich der Fähigkeit, alltägliche Tätigkeiten selbst zu verrichten (um 29,5 Punkte), und hinsichtlich des Faktors Angst/Niedergeschlagenheit (um 29,2 Punkte). Für beide Faktoren ließ sich allerdings eine signifikante Verbesserung nur zwischen den Untersuchungszeitpunkten T2/T1 und T3/T1 nachweisen.

Etwas geringer fiel die Verbesserung der Beweglichkeit/Mobilität (um 18,4 Punkte) aus. Trotzdem verbesserte sich auch dieser Faktor signifikant zwischen den Untersuchungszeitpunkten T2/T1 und T3/T1.

Insgesamt ließ sich auch ein deutlicher Zusammenhang zwischen der Ausprägung der Faktoren und des Gesundheitszustands zum Untersuchungszeitpunkten T1 und deren beider positiven Entwicklung zu T3 erkennen.

5.4 Ergebnisse der Faktoren des Anamnesebogens im Verhältnis zum Gesundheitszustand sowie zu Häufigkeit und Störung der Hauptsymptome Übelkeit und Magenverstimmung

Die im Folgenden zu den einzelnen Faktoren des Anamnesebogens dargestellten Ergebnisse beziehen sich auf Veränderungen des Gesundheitszustands, der Häufigkeit der Symptome Übelkeit und Magerverstimmung sowie des Grades der Störung durch die genannten Symptome (von T1 zu T3), die mit großem Abstand als am meisten störend angegeben wurden. Die nachstehend aufgeführten Veränderungen beziehen sich immer auf die Unterschiede von Messzeitpunkt T1 zu Messzeitpunkt T3. Eindeutige Veränderungen (von mehr als 40 %) bei der Gegenüberstellung in einer Faktorengruppe sind *kursiv* dargestellt!

5.4.1 Alter

Der Gesundheitszustand insgesamt verbesserte sich bei den ProbandInnen über 40 Jahren (+27,7 %) etwas mehr als bei den ProbandInnen unter 40 Jahren (+22,1 %).
Die Häufigkeit der Übelkeit nahm bei den ProbandInnen unter 40 (−27,7 %) geringfügig mehr ab als bei den ProbandInnen über 40 (−25 %), während sich der Störungsgrad durch Übelkeit bei den ProbandInnen über 40 (−30,6 %) deutlich mehr verringerte als bei den ProbandInnen unter 40 (−13,1 %).
Die Häufigkeit der Magenverstimmung nahm bei den ProbandInnen über 40 *(−52,2 %)* deutlich mehr ab als bei den ProbandInnen unter 40 (−28 %) und auch der Störungsgrad durch Magenverstimmung verringerte sich bei den ProbandInnen über 40 *(−47,2 %)* deutlich mehr als bei den ProbandInnen unter 40 (−26,2 %).

5.4.2 Geschlecht

Der Gesundheitszustand insgesamt verbesserte sich bei den weiblichen Probandinnen (+26,3 %) geringfügig mehr als bei den männlichen Probanden (+24,1 %).
Dagegen nahm die Häufigkeit der Übelkeit bei den männlichen Probanden (−29,2 %) geringfügig mehr ab als bei den weiblichen Probandinnen (−24,2 %), während der Störungsgrad durch Übelkeit sich bei den weiblichen Probandinnen (−25 %) etwas mehr verringerte als bei den männlichen Probanden (−18,1 %).
Die Häufigkeit der Magenverstimmung nahm bei den weiblichen ProbandInnen *(−44,7 %)* etwas mehr ab als bei den männlichen Probanden (−36,1 %), während sich der Störungsgrad durch Magenverstimmung bei den weiblichen Probandinnen (−38,9 %) geringfügig mehr verringerte als bei den männlichen Probanden (−36,1 %).

5.4.3 Konsum von Süßwaren

Der Gesundheitszustand insgesamt verbesserte sich bei den ProbandInnen, die Süßwaren konsumiert hatten (+27,4 %) etwas mehr als bei denen, die keine Süßwaren konsumiert hatten (+19,2 %). Die Häufigkeit der Übelkeit nahm bei den ProbandInnen, die Süßwaren konsumiert hatten (−27,1 %) minimal mehr ab als bei den nicht Süßwaren konsumierenden ProbandInnen (−25 %). Der Störungsgrad durch Übelkeit dagegen verbesserte sich bei den ProbandInnen, die keine Süßwaren konsumiert hatten (−33,3 %) deutlich mehr als bei den Süßwaren konsumierenden ProbandInnen (−19,9 %).
Die Häufigkeit der Magenverstimmung nahm ebenfalls bei den Süßwaren konsumierenden ProbandInnen *(−47,3 %)* deutlich mehr ab als bei denen, die keine Süßwaren konsumiert hatten (−25 %), allerdings verbesserte sich der Störungsgrad durch Magenverstimmung bei den Süßwaren konsumierenden ProbandInnen (−38,7 %) nur geringfügig gegenüber denen, die keine Süßwaren konsumiert hatten (−37,5 %).

5.4.4 Konsum von gesüßten Getränken

Der Gesundheitszustand insgesamt verbesserte sich bei den ProbandInnen, die gesüßte Getränke konsumiert hatten (+25,7 %) etwas mehr als bei denen, die keine gesüßten Getränke konsumiert hatten (+24,9 %).
Die Häufigkeit der Übelkeit nahm bei den ProbandInnen, die keine gesüßten Getränke konsumierten (−27,1 %) minimal mehr ab als bei denen, die gesüßte Getränke konsumiert hatten (−25 %). Der Störungsgrad durch Übelkeit verbesserte sich dagegen bei ProbandInnen, die gesüßte Getränke konsumiert hatten (−33,3 %) deutlich mehr als bei denen, die keine gesüßten Getränke konsumiert hatten (−19,9 %).
Die Häufigkeit der Magenverstimmung nahm ebenfalls bei den ProbandInnen, die keine gesüßten Getränke konsumierten *(−47,6 %)* erheblich mehr ab als bei denen, die gesüßte Getränke konsumiert hatten (−27,8 %). Auch der Störungsgrad durch Magenverstimmung verbesserte sich bei den ProbandInnen, die keine gesüßten Getränke konsumiert hatten *(−42 %)* deutlich mehr als bei denen, die gesüßte Getränke konsumiert hatten (−28,9 %).

5.4.5 Frühstück ballaststoffreich bzw. -arm

Der Gesundheitszustand insgesamt verbesserte sich bei den ProbandInnen, die ballaststoffreich gefrühstückt hatten (+29,4 %) etwas mehr als bei den ProbandInnen, die ballaststoffarm gefrühstückt hatten (+24,6 %).
Die Häufigkeit der Übelkeit nahm bei den ProbandInnen, die ballaststoffarm gefrühstückt hatten (−31,5 %) geringfügig mehr ab als bei denen, die ballaststoffreich gefrühstückt hatten (−27,8 %). Der Störungsgrad der Übelkeit verringerte sich bei den ProbandInnen, die ballaststoffarm gefrühstückt hatten (−33,3 %) deutlich mehr als bei denen, die ballaststoffreich gefrühstückt hatten (−21,3 %).
Die Häufigkeit der Magenverstimmung allerdings nahm bei den ProbandInnen, die ballaststoffarm gefrühstückt hatten *(−53 %)* erheblich mehr ab als bei den ProbandInnen, die ballaststoffreich gefrühstückt hatten (−37 %) und auch der Störungsgrad durch Magenverstimmung verringerte

sich bei den ProbandInnen, die ballaststoffarm gefrühstückt hatten *(–47,6 %)* deutlich mehr als bei den ProbandInnen, die ballaststoffreich gefrühstückt hatten (–31,5 %).

5.4.6 Konsum von Alkohol

Der Gesundheitszustand insgesamt verbesserte sich bei den ProbandInnen, die Alkohol konsumiert hatten (+26,6 %) etwas mehr als bei denen, die keinen Alkohol konsumiert hatten (+22,7 %).
Die Häufigkeit der Übelkeit nahm bei den ProbandInnen, die Alkohol konsumiert hatten (–30,1 %) deutlich mehr ab als bei denen, die keinen Alkohol konsumiert hatten (–16,7 %) und der Störungsgrad durch Übelkeit verbesserte sich ebenfalls bei den ProbandInnen, die Alkohol konsumiert hatten (–30,1 %) deutlich mehr als bei denen die keinen Alkohol konsumiert hatten (–8,3 %).
Die Häufigkeit der Magenverstimmung nahm dagegen bei den ProbandInnen, die keinen Alkohol konsumiert hatten *(–49,4 %)* erheblich mehr ab als bei denen, die Alkohol konsumiert hatten (–35,2 %) und auch der Störungsgrad durch Magenverstimmung verbesserte sich bei den ProbandInnen, die keinen Alkohol konsumiert hatten *(–43,9 %)* deutlich mehr als bei denen, die Alkohol konsumiert hatten (–28,9 %).

5.4.7 Konsum von Kaffee

Der Gesundheitszustand insgesamt verbesserte sich bei den ProbandInnen, die Kaffee konsumiert hatten (+30,5 %) etwas mehr als bei denen, die keinen Kaffee konsumiert hatten (+16,6 %).
Die Häufigkeit der Übelkeit nahm bei den ProbandInnen, die Kaffee konsumiert hatten (–35,1 %) erheblich mehr ab als bei denen, die keinen Kaffee konsumiert hatten (–11,9 %) und auch der Störungsgrad durch Übelkeit verbesserte sich bei den ProbandInnen, die Kaffee konsumiert hatten (–31,5 %) deutlich mehr als bei denen, die keinen Kaffee konsumiert hatten (–8,9 %).
Die Häufigkeit der Magenverstimmung nahm ebenfalls bei den ProbandInnen, die Kaffee konsumiert hatten *(–50,8 %)* erheblich mehr ab als bei denen, die keinen Kaffee konsumiert hatten (–36,8 %) und auch der Störungsgrad durch die Magenverstimmung verbesserte sich bei den ProbandInnen, die Kaffee konsumiert hatten *(–49,7 %)* deutlich mehr als bei denen, die keinen Kaffee konsumiert hatten (–19 %).

5.4.8 Konsum von Fleisch

Der Gesundheitszustand insgesamt verbesserte sich bei den ProbandInnen, die Fleisch gegessen hatten (+26,2 %) deutlich mehr als bei dem Probanden, der kein Fleisch gegessen hatte (+11,7 %).
Die Häufigkeit der Übelkeit nahm ebenfalls bei dem Probanden, der kein Fleisch gegessen hatte (–33,3 %) geringfügig mehr ab als bei den ProbandInnen, die Fleisch gegessen hatten (–26 %). Der Störungsgrad durch Übelkeit verringerte sich jedoch bei den ProbandInnen, die Fleisch gegessen hatten (–23,4 %) etwas mehr als bei dem Probanden, der kein Fleisch gegessen hatte (–16,7 %).
Die Häufigkeit der Magenverstimmung nahm bei ProbandInnen, die Fleisch gegessen hatten *(–44,2 %)* deutlich mehr ab als bei dem Probanden, der kein Fleisch gegessen hatte (0 %), während

sich der Störungsgrad durch die Magenverstimmung bei dem Probanden, der kein Fleisch gegessen hatte *(–50 %)* deutlich mehr verringerte als bei den ProbandInnen, die Fleisch gegessen hatten (–37,1 %).

5.4.9 Stress

Der Gesundheitszustand insgesamt verbesserte sich bei den ProbandInnen, die nicht unter stark negativem Stress gelitten hatten (+27,4 %) etwas mehr als bei den ProbandInnen, die unter stark negativem Stress gelitten hatten (+20,9 %).
Die Häufigkeit der Übelkeit nahm bei den ProbandInnen, die nicht unter stark negativem Stress gelitten hatten (–26,9 %) minimal mehr ab als bei denen, die unter stark negativem Stress gelitten hatten (–25 %). Dagegen nahm der Grad der Störung durch Übelkeit bei den ProbandInnen, welche unter stark negativem Stress gelitten hatten
(–30 %) erheblich mehr ab als bei denen, die nicht unter stark negativem Stress gelitten hatten (–19,4 %).
Die Häufigkeit der Magenverstimmung nahm bei den ProbandInnen, die unter stark negativem Stress gelitten hatten *(–42,8 %)* minimal mehr ab als bei denen, die nicht unter stark negativem Stress gelitten hatten *(–40,8 %)*. Dagegen nahm der Grad der Störung durch die Magenverstimmung bei den ProbandInnen, welche nicht unter stark negativem Stress gelitten hatten *(–41,2 %)* um einiges mehr ab als bei denen, die unter stark negativem Stress gelitten hatten (–31,1 %).

5.4.10 Sport

Der Gesundheitszustand insgesamt verbesserte sich bei den ProbandInnen, die keinen Sport getrieben hatten (+29,7 %) etwas mehr als bei denen, die Sport getrieben hatten (+24,4 %).
Die Häufigkeit der Übelkeit nahm bei den ProbandInnen, die Sport getrieben hatten
(–28,9 %) erheblich mehr ab als bei denen, die keinen Sport getrieben hatten (–11,1 %) und auch der Störungsgrad durch Übelkeit verbesserte sich bei den ProbandInnen, die Sport getrieben hatten (–26,1 %) deutlich mehr als bei denen, die keinen Sport getrieben hatten (–5,6 %).
Die Häufigkeit der Magenverstimmung nahm ebenfalls bei den ProbandInnen, die Sport getrieben hatten *(–41,2 %)* erheblich mehr ab als bei denen, die keinen Sport getrieben hatten (–27 %) und auch der Störungsgrad durch die Magenverstimmung verbesserte sich bei den ProbandInnen, die Sport getrieben hatten (–35,3 %) etwas mehr als bei denen, die keinen Sport getrieben hatten (–28,5 %).

5.4.11 Einschlafprobleme

Der Gesundheitszustand insgesamt verbesserte sich bei den ProbandInnen, die Einschlafprobleme gehabt hatten (+32,5 %) erheblich mehr als bei den ProbandInnen ohne Einschlafprobleme (+20,8 %).
Die Häufigkeit der Übelkeit nahm, wenn auch nur geringfügig, bei den ProbandInnen, die Einschlafprobleme gehabt hatten (–28 %) mehr ab als bei den ProbandInnen ohne Einschlafprobleme (–25,6 %). Der Störungsgrad durch Übelkeit verringerte sich ebenfalls bei den ProbandInnen, die

Einschlafprobleme gehabt hatten (−29,8 %) mehr als bei den ProbandInnen ohne Einschlafprobleme (−19 %).
Vor allem die Häufigkeit der Magenverstimmung nahm bei den ProbandInnen, die Einschlafprobleme gehabt hatten *(−64,3 %)* deutlich mehr ab als bei den ProbandInnen ohne Einschlafprobleme (−27 %) und auch der Störungsgrad durch Magenverstimmung verringerte sich bei den ProbandInnen, die Einschlafprobleme gehabt hatten *(−52,4 %)* sehr viel mehr als bei den ProbandInnen ohne Einschlafprobleme (−28,5 %).

5.4.12 Durchschlafprobleme

Der Gesundheitszustand insgesamt verbesserte sich bei den ProbandInnen, die Durchschlafprobleme gehabt hatten (+32,3 %) erheblich mehr als bei den ProbandInnen ohne Durchschlafprobleme (+16,5 %).
Die Häufigkeit der Übelkeit nahm bei den ProbandInnen, die Durchschlafprobleme gehabt hatten (−31,7 %) deutlich mehr ab als bei den ProbandInnen ohne Durchschlafprobleme (−19 %). Auch der Störungsgrad durch Übelkeit verringerte sich bei den ProbandInnen, die Durchschlafprobleme gehabt hatten (−29,4 %) wesentlich mehr als bei den ProbandInnen ohne Durchschlafprobleme (−14,3 %).
Vor allem die Häufigkeit der Magenverstimmung nahm bei den ProbandInnen, die Durchschlafprobleme gehabt hatten *(−58,9 %)* deutlich mehr ab als bei den ProbandInnen ohne Durchschlafprobleme (−19,6 %) und auch der Störungsgrad durch Magenverstimmung verringerte sich bei den ProbandInnen, die Durchschlafprobleme gehabt hatten *(−50,6 %)* deutlich mehr als bei den ProbandInnen ohne Durchschlafprobleme (−22 %).

5.4.13 Rauchen

Der Gesundheitszustand insgesamt verbesserte sich bei den ProbandInnen, die geraucht hatten (+31,3 %) etwas mehr als bei den ProbandInnen, die Nichtraucher waren (+23,6 %).
Die Häufigkeit der Übelkeit nahm bei den NichtraucherInnen (−31,7 %) deutlich mehr ab als bei den ProbandInnen, die geraucht hatten (−10,4 %). Auch der Störungsgrad durch Übelkeit verringerte sich bei den NichtraucherInnen (−24,1 %) wesentlich mehr als bei den ProbandInnen, die geraucht hatten (−16,7 %).
Dagegen nahm die Häufigkeit der Magenverstimmung bei den ProbandInnen, die geraucht hatten *(−43,8 %)* etwas mehr ab als bei den NichtraucherInnen *(−41,7 %)*, während sich der Störungsgrad durch die Magenverstimmung bei den ProbandInnen, die geraucht hatten (−37,5 %) etwas weniger verbesserte als bei den NichtraucherInnen (−38,7 %).

5.5 Ergebnisse der Auswertung des Formulars bezüglich der Einnahme von Medikamenten

Im Formular zur Medikamenteneinnahme wurden von den ProbandInnen folgende Angaben bezüglich der von ihnen während des Zeitraums von T1 zu T3 eingenommenen Medikamente gemacht:

1. Pantoprazol
Eine Probandin nahm das Medikament Pantoprazol durchgehend während der gesamten Studie morgens in einer Dosis von 20 mg ein. Diese Patientin litt bereits seit mehreren Jahren unter FD und ihre diesbezüglichen dominanten Symptome, die zur Einnahme von Pantoprazol geführt hatten, waren Schmerzen und ein krampfartiges Gefühl im Oberbauch. Die Patientin hatte bereits einige Monate vor Beginn der Studie mit der täglichen Einnahme von Pantoprazol begonnen.
2. Ibuprofen
Ein Proband nahm das Medikament Ibuprofen in einer Dosis von 400 mg jeweils morgens und abends während fünf aufeinanderfolgenden Tagen während des Messabschnitts T2 ein. Die Einnahme dieses Medikaments erfolgte jedoch nicht im Zusammenhang mit FD-Symptomen sondern aufgrund von erheblichen Kopf- und Gliederschmerzen, die offenbar Folge eines Infekts waren.
3. Retterspitz
Eine Probandin nahm das pflanzliche Mittel Retterspitz innerlich durchgehend während der gesamten Studie in einer Dosis von 20 ml etwa 15 Minuten vor größeren Mahlzeiten ein. Diese Patientin gab an, dass dies ihre Empfindlichkeit auf die Steigerung des Magenfüllzustands bei und nach Mahlzeiten herabsetze und damit ihr dominant auftretendes Symptom Übelkeit lindere. Retterspitz wurde von dieser Probandin durchgehend seit etwa zwei Jahren vor Beginn dieser Studie eingenommen.
4. Kontrazeptiva
Sechs Probandinnen nahmen täglich Kontrazeptiva ein, wobei deren Einnahme in keinerlei Zusammenhang mit der vorliegenden Studie steht.
5. Nachtkerzenöl
Eine Probandin nahm täglich eine Kapsel des pflanzlichen Wirkstoffs Nachtkerzenöl in unbekannter Dosis gegen Beschwerden, die im Zusammenhang mit ihren Wechseljahren standen, ein. Die Einnahme des Nachtkerzenöls erfolgte schon seit ca. einem Jahr vor Beginn der Studie.

Nachdem vorstehend die in dieser Arbeit generierten Ergebnisse eingehend erläutert wurden, sollen im folgenden Kapitel noch einmal alle Schritte, die zu der vorliegenden Studie geführt haben, sowie deren Durchführung und Ergebnisse im Zusammenhang diskutiert werden.

6 Diskussion der Ergebnisse

Der Diskussion der Ergebnisse muss vorausgeschickt werden, dass es sich bei der vorliegenden Arbeit um eine klinische Pilotstudie zum Einfluss osteopathischer Interventionen auf die Beschwerdesymptomatik (nach ROM-III-Klassifikation) sowie die Lebensqualität von PatientInnen mit funktioneller Dyspepsie handelt, wodurch ein Vergleich mit oder ein Bezug zu ähnlichen Arbeiten nicht möglich ist.

6.1 Bisherige Behandlungsmethoden der funktionellen Dyspepsie

Die Mehrzahl der bisher vorliegenden Studien zur Therapie der FD befassen sich mit der Wirkung pharmazeutischer Wirkstoffe (➤ Kap. 2.6.3), der möglichen Wirksamkeit von Phytotherapie (➤ Kap. 2.6.3.7, Phytotherapie) und in einigen wenigen Fällen mit der möglichen Beeinflussung der FD durch Psychotherapie und Hypnotherapie (➤ Kap. 2.6.4.2). Die vielversprechenden Ergebnisse letzterer Studien bedürfen jedoch weiterer Abklärung. Die Studien zur medikamentösen Therapie der FD zeigten in einigen Fällen positive Resultate, in anderen Fällen dagegen keine Besserung, sodass letztlich keine einheitlichen Ergebnisse oder Trends bezüglich der Wirksamkeit eines speziellen Medikaments bei unterschiedlichen PatientInnen mit FD-Symptomen nachgewiesen werden konnten.
Die hierzu recherchierten klinischen osteopathischen Studien dagegen bestätigten den positiven Einfluss osteopathischer Interventionen auf PatientInnen mit FD-Symptomen und unterstützen damit die Ergebnisse der vorliegenden Arbeit.
So konnte in einer amerikanischen Einzelfallstudie ein 90-prozentiger Nachlass der FD-Beschwerden durch Osteopathic Manual Treatment (OMT) zunächst in Kombination mit dem Medikament MCP nachgewiesen werden, wobei das MCP letztlich keinen Einfluss zeigte und nach kurzer Zeit abgesetzt wurde (➤ Kap. 2.7.3).
Eine Studie von Jiménez (2008) wies ebenfalls erfolgversprechende Tendenzen auf. Die darin angewendete Manipulation des Wirbelsegments Th4–5 hatte zwar keine Veränderung der Druckempfindlichkeit der Wirbelsegmente Th4–6 zur Folge, wirkte sich jedoch positiv auf den Score des im Rahmen der Studie verwendeten Gesundheitsfragebogens DHRS im Vergleich zur Placebo- und Kontrollgruppe aus (➤ Kap. 2.7.2).
Die im Zusammenhang mit einer Studie aus Italien gesammelten Daten ergaben ebenfalls, dass sich die Symptome von FD-PatientInnen durch zusätzliche viszerale Manipulation deutlich verbesserten, wenn sie Folge einer gastrointestinalen Entzündung waren, und leicht verbesserten, wenn sie durch Stressbelastung verursacht wurden (➤ Kap. 2.7.2).

Funktionelle Dyspepsie. http://dx.doi.org/10.1016/B978-3-437-24276-2.00006-4

6.2 Mögliche Entstehungsfaktoren

Epidemiologische Studien zu Faktoren, die für die Entstehung oder Förderung der FD verantwortlich sein könnten, führten zu unterschiedlichen Ergebnissen bei verschiedenen Populationen (➤ Kap. 2.3.2). Als mögliche, jedoch unter verschiedenen Populationen nicht einheitlich bestätigte Risikofaktoren im Zusammenhang mit der Entstehung oder Förderung von FD wurden die Zugehörigkeit zum weiblichen Geschlecht, ein Alter zwischen 25 und 40 Jahren, das Rauchen von Tabak sowie der regelmäßige Konsum stark gewürzter Speisen genannt. Unter verschiedenen Populationen größtenteils einheitlich bewertete psychopathologische Risikofaktoren scheinen Angstzustände und Depressionen zu sein, die oft mit einem niedrigen Haushaltseinkommen, einem niedrigen Bruttosozialprodukt und einem niedrigen Bildungsniveau einhergehen (➤ Kap. 2.3.2.8).

6.3 Übersicht über die Ergebnisse der vorliegenden Studie

Die Ergebnisse dieser Studie in Bezug auf den Einfluss osteopathischer Interventionen auf die Beschwerdesymptomatik (nach ROM-III-Klassifikation) sowie die Lebensqualität von PatientInnen mit FD fielen durchweg positiv aus. Sowohl die mit Hilfe des EQ-5D-3L-Fragebogens ermittelten Werte bezüglich der Lebensqualität als auch die anhand des SF-LDQ-Fragebogens festgestellte Häufigkeit der FD-Symptome und der Grad, in dem sich die TeilnehmerInnen der Studie durch FD-Symptome gestört fühlten, verbesserten sich vom Messpunkt T1 zum Messzeitpunkt T3 erheblich, in den meisten Fällen sogar signifikant.

Der Grund für die Verbesserung des Gesundheitszustands und den Rückgang der FD-Beschwerden der ProbandInnen, von denen 72,2 % durch die bisher durchgeführten Therapien keine, bzw. keine länger anhaltende Besserung erfahren hatten, ist in der Anwendung eines ganzheitlichen osteopathischen Behandlungskonzepts zu sehen, worunter in der vorliegenden Studie auch die Analyse und Beeinflussung von Lebensfaktoren fielen, die sich positiv oder auch negativ auf die PatientInnen bezüglich ihrer FD-Beschwerden ausgewirkt hatten. Im Rahmen der Studie wurde im Sinne eines solchen ganzheitlichen Konzepts nicht nur durch manuelle osteopathische Techniken Einfluss auf die TeilnehmerInnen genommen, sondern es erfolgte nach einer gründlichen Anamnese mit Hilfe eines spezifischen Anamnesebogens zusätzlich eine gezielte Beratung zu wichtigen Faktoren, wie der Ernährung, dem Schlafverhalten, Bewegung, spezifischen Übungen und Stressbewältigung. Hierdurch sollte die Reaktionsfähigkeit der PatientInnen auf die osteopathischen Interventionen und die Wiederherstellung ihrer Homöostase gefördert werden.

6.4 Bedeutung der Ergebnisse

Die positiven Veränderungen des Gesundheitszustands der PatientInnen, der Häufigkeit, mit der die FD-Symptome auftraten sowie des Grades der Störung durch die FD-Symptome zwischen den Messzeitpunkten T1 und T3 haben gezeigt, dass osteopathische Interventionen zumindest im Zusammenhang mit einem spezifischen osteopathischen Behandlungskonzept PatientInnen mit FD positiv beeinflussen können.

Aufgrund der geringen Stichprobengröße und der in dieser Studie fehlenden Placebo- bzw. Kontrollgruppe ist die vorliegende Studie jedoch nicht ausreichend repräsentativ, sodass es eines Nachweises durch künftige ergänzende Studien mit einer höheren TeilnehmerInnen-Zahl sowie einer Placebo- und Kontrollgruppe für den Einfluss osteopathischer Behandlungen auf FD-PatientInnen bedarf.

6.5 Symptombezogene Diskussion der mit Hilfe des SF-LDQ ermittelten Ergebnisse

6.5.1 Dominante FD-Symptome

Um zu messen, unter welchem der vier in dieser Studie betrachteten Symptome – Übelkeit, Magenverstimmung, Herzbrennen oder Aufstoßen – die TeilnehmerInnen im Verlauf der gesamten Studie dominant litten, wurden diese Faktoren mit Hilfe des SF-LDQ-Fragebogens während T1, T2 und T3 jeweils alle sechs Wochen erhoben. Dieses Procedere diente dazu, einerseits festzustellen, welches das dominanteste Symptom war, unter dem die TeilnehmerInnen litten, und inwieweit sich dieses Hauptsymptom durch die osteopathischen Interventionen veränderte, und andererseits dazu, die TeilnehmerInnen anhand ihres Hauptsymptoms dem FD-Subtyp *„Epigastrisches Schmerzsyndrom"* oder dem FD-Subtyp *„Postprandiales Disstresssyndrom"* zuzuordnen.
Darüber hinaus sollten mit Hilfe der Identifizierung von Hauptsymptomen mögliche Zusammenhänge zwischen der Veränderung dieser Symptome von T1 zu T3 und den im spezifischen Anamnesebogen festgehaltenen Lebensfaktoren der TeilnehmerInnen, wie Schlaf, Ernährung, Stressbelastung etc., untersucht werden.
In der Summation aller Messungen bezüglich des Hauptsymptoms wurde Übelkeit während der Messzeitpunkte T1, T2 und T3 mit 40,38 % am häufigsten als dominant angegeben, gefolgt von Magenverstimmung mit 34,62 % und mit großem Abstand Aufstoßen und Herzbrennen (jeweils unter 4 %). Da die TeilnehmerInnen die Symptome Übelkeit und Magenverstimmung als bei Weitem am störendsten beschrieben, wurden diese Symptome in der Folge im Zusammenhang mit den Angaben des spezifischen Anamnesebogens gesondert ausgewertet.
Anhand der als dominant angegebenen Symptome ließen sich die PatientInnen in etwa zur Hälfte dem epigastrischen Schmerzsyndrom (Magenverstimmung) und zur Hälfte dem postprandialen Disstresssyndrom (Übelkeit) nach der ROM III Klassifikation zuordnen.

Veränderung der dominanten Symptome von T1 zu T3

Die dominanten, d. h. die als am störendsten empfundenen Symptome Übelkeit und Magenverstimmung verbesserten sich von T1 zu T3 deutlich. So nahm die Häufigkeit des Auftretens des dominanten Symptoms Übelkeit von T1 zu T3 mit einer Signifikanz von ,030 ab. Auch der Grad, zu dem dieses Symptom als störend empfunden wurde, verringerte sich von T1 zu T3 erheblich.
Auch das zweite dominante Symptom, die Magenverstimmung verbesserte sich von T1 zu T3 deutlich. Obwohl sich die Häufigkeit des Auftretens des dominanten Symptoms Magenverstimmung von T1 zu T3 stärker verbesserte als beim Symptom Übelkeit, ergab sich hierfür keine Signifikanz (,078). Dies ist mit der im Vergleich zur Gruppe Übelkeit geringeren Fallzahl (8/9) und einer höheren Streuung der Werte um den Mittelwert zu erklären.
Im Gegensatz dazu stiegen die Angaben der ProbandInnen, keines der angeführten Symptome als störend zu empfinden, zwischen T1 und T3 deutlich, was bedeutet, dass bei T1 noch als besonders störend wahrgenommene Symptome in ihrer Störintensität abgenommen hatten und bei T3 als deutlich weniger störend empfunden wurden.

Auf welche Weise sich die osteopathischen Behandlungen – auch in Bezug auf die aktuell diskutierte Pathophysiologie – so auf die ProbandInnen ausgewirkt haben könnten, dass die zuvor genannten Verbesserungen eingetreten sind, soll im nächsten Abschnitt am Beispiel der Veränderung aller vier Symptome des SF-LDQ während T1–T3 diskutiert werden.

6.5.2 Diskussion der Veränderung der vier betrachteten Symptome vom Messzeitpunkt T1 zu T3

Zunächst einmal ist festzustellen, dass sich alle vier im Zeitraum T1–T3 betrachteten Symptome, Übelkeit, Magenverstimmung, Aufstoßen und Herzbrennen, deutlich verbesserten, was zu großen Hoffnungen in Bezug auf die künftige Therapie von FD-PatientInnen Anlass gibt.

6.5.2.1 Diskussion der Veränderung und möglichen Beeinflussung des Symptoms Übelkeit durch osteopathische Interventionen

Die Häufigkeit des Auftretens des Symptoms Übelkeit verbesserte sich von T1 zu T2 sowie von T1 zu T3 signifikant. Auch hinsichtlich des Grades der Störung durch das Symptom Übelkeit ergab sich von T1 zu T3 eine signifikante Verbesserung, was bedeutet, dass die PatientInnen hinsichtlich des Symptoms Übelkeit eine deutliche Verbesserung vom Messzeitpunkt vor den osteopathischen Behandlungen (T1) bis zum Messzeitpunkt nach den osteopathischen Behandlungen (T3) verspürten.

Im Zusammenhang mit der bereits angesprochenen Pathophysiologie wurden besonders eine *verzögerte Magenentleerung* und eine *gestörte Magenwandanpassung* an den Nahrungsinhalt mit dem Symptom Übelkeit in Verbindung gebracht (Stanghellini et al., 1996; Jones et al., 1997; Perri et al., 1998; Sarnelli et al., 2003; Mundt et al., 2005). Eine verzögerte Magenentleerung liegt Talley und Kollegen (2006) zufolge bei 20–50 % der dyspeptischen PatientInnen vor und Studien im Zusammenhang mit einer abnormalen Magenwandanpassung weisen dieses Symptom bei 40 % der FD-PatientInnen nach (Ricci et al., 1987; Troncon et al., 1994; Gilja et al., 1996), was der Häufigkeit des Symptoms Übelkeit in der vorliegenden Studie entspricht. Als Folge der gestörten Wandanpassung kann es während oder nach der Nahrungsaufnahme zu einem erhöhten Mageninnendruck und dadurch zu einer veränderten Aktivierung spannungsempfindlicher Mechanorezeptoren kommen, was mitunter zu Völlegefühl und Übelkeit führt (Jones et al., 1997; Mundt et al., 2005). Die Anpassung der Magenwandspannung (rezeptive Relaxation) wird durch einen vagalen Reflex gesteuert (Kindt & Tack, 2006).

Für die Veränderung des Symptoms Übelkeit in dieser Studie könnte es unterschiedliche Erklärungen geben: Zum einen könnten osteopathische Techniken dazu beigetragen haben, den oben erwähnten vagalen Reflex zur verbesserten *Steuerung der Magenwandspannung* zu normalisieren. Dies könnte z. B. durch den Anteil angewendeter kraniosakraler Techniken, die Manipulation des Wirbelsegments C0-C1, die Mobilisation des Diaphragmas und lokaler Techniken zur Stimulation des Plexus solaris erfolgt sein (Barral & Mercier, 2004; Stone & Williams, 2007; Beck, 2011; Hebgen, 2011). Zum anderen könnte die ergänzende Beratung zur Stressbewältigung (vgl. Abschn. 5.3.4) zu der angesprochenen Verbesserung geführt haben, indem die neurovegetative Steuerung via Parasympathikus (Stone & Williams, 2007; Moser, 2009) eines durch übermäßigen Stress dysregulierten vegetativen Nervensystems durch Maßnahmen, wie Atemübungen, post-isometrische Relaxation, autogenes Training oder auch Yoga, verbessert wurde (Gellhorn, 1957).

Auch psychologische Faktoren, wie Angstzustände, haben erwiesenermaßen einen negativen Einfluss auf den Akkomodationsreflex und damit auf die Magenwandanpassung (Geeraerts et al., 2005). Denkbar wäre in diesem Zusammenhang, dass die relativ langen, 40-minütigen osteopathischen Behandlungen, verbunden mit der intensiven Auseinandersetzung des Behandlers mit den ProbandInnen bezüglich ihrer FD-Erkrankung bei diesen zu neuer Hoffnung auf Besserung ihrer Beschwerden geführt haben könnten. Hierdurch hätte sich die psychische Belastung der PatientInnen verringert, was zu einer Verbesserung des Akkomodationsreflexes über die Brain-Gut-Axis (Moser, 2009) geführt haben könnte. Allerdings sind schwere Depressionen oder starke Angstzustände sicherlich nur bedingt durch osteopathische Interventionen beeinflussbar, sodass solche PatientInnen diesbezüglich professionell durch Psychologen und gegebenenfalls durch die neue Fachrichtung der Magen-Darm-Hypnotherapie therapiert werden sollten.
Wenn das Symptom Übelkeit durch eine *verzögerte Magenentleerung* (Gastroparese) – als Folge einer unkoordinierten oder verminderten Magenmotorik z. B. durch Störung der Innervation durch den Nervus vagus – verursacht wurde, könnte eine Besserung durch die zuvor beschriebene Behandlung des kraniosakralen Systems und zusätzliche Techniken zur vagalen Stimulation (Stone & Williams, 2007; Rodeck & Zimmer, 2008; Beck, 2011; Hebgen, 2011) bewirkt worden sein. Zur besseren Magenentleerung fand eine von Barral und Mercier (2004) beschriebene Technik zur Behandlung von Gastroparese bei entsprechender Indikation ebenso Anwendung wie Unwinding-, Längsdehnungs- und Mobilisationstechniken des Magens, welche zur Normalisierung von Reflexaktivität, Tonus und der koordinierten Peristaltik führen sollten (Stone & Williams, 2007). Bei PatientInnen, bei denen laut Befund eine verzögerte Darmpassage angenommen wurde, die häufig mit einer verzögerten Magenentleerung einhergeht, wurden primär die Region um den Plexus coeliacus sowie alle Sphinkter des Verdauungssystems mit sanften Dreh-, Dehn- und Vibrationstechniken beeinflusst, was Barral und Mercier (2004) sowie Beck (2011) zufolge einen normalisierenden und beschleunigenden Effekt auf die Magen-Darm-Passage haben soll.
In einer Studie von Samson und Kollegen (1999) war als weitere Ursache von Übelkeit die *Überempfindlichkeit des Duodenums auf Säure* identifiziert worden, während die gesunden Kontrollpersonen diese nicht verspürten (Samson et al., 1999). Falls PatientInnen der vorliegenden Studie von einer solchen duodenalen Säureüberempfindlichkeit betroffen gewesen sein sollten, könnte die Empfehlung, den Konsum von tierischen Proteinen, Zucker und Kaffee soweit wie möglich zu reduzieren (vgl. Abschn. 5.3.4), zu einer verminderten Magensäureproduktion geführt haben, sodass im Duodenum keine oder lediglich eine geringere Säureempfindlichkeit ausgelöst wurde, was zur Abnahme der Übelkeit geführt hätte. Auch die zuvor beschriebenen Techniken zur Beeinflussung der neurovegetativen Innervation und/oder lokale Techniken am Duodenum könnten entweder zentral regulierend oder auf Mechanorezeptorebene im Organ selbst eine Überempfindlichkeitsreaktion des Duodenums gemildert haben (Burns, 1907; Robuck, 1951; Sato, 1987; Stone & Williams, 2007; Moser, 2009).

6.5.2.2 Diskussion der Veränderung und möglichen Beeinflussung des Symptoms Magenverstimmung durch osteopathische Interventionen

Die Häufigkeit des Auftretens des Symptoms Magenverstimmung sowie der Grad der Störung durch dieses Symptom verbesserten sich – ebenso wie das Symptom Übelkeit – von T1 zu T2 und von T1 zu T3 signifikant, was bedeutet, dass die PatientInnen hinsichtlich des Symptoms Magenverstimmung eine deutliche Verbesserung vom Messzeitpunkt vor den osteopathischen Behandlungen (T1) bis zum Messzeitpunkt nach den osteopathischen Behandlungen (T3) wahrnahmen.

Für die Magenverstimmung, unter der Schmerz und/oder ein unangenehmes Gefühl in der Oberbauchregion zu verstehen sind, werden pathophysiologisch vor allem eine *Überempfindlichkeit bei Magendehnung sowie stressbedingte Effekte*, wie Angststörungen und Depressionen, verantwortlich gemacht (Tack et al., 2001; Drossman et al., 2006; Mimidis & Tack, 2008; Holtmann & Chao, 2013). Die organische Hypersensivität scheint neueren Studien zufolge der stärkste pathophysiologische Mechanismus bei FD-PatientInnen zu sein und äußert sich vor allem durch epigastrische Schmerzen (Camilleri et al., 2001; Mimidis & Tack, 2008). Die Ursachen dieser organischen Überempfindlichkeit sollen in der zentral abnormalen Verarbeitung von viszeralen Reizen, in der *Störung der Wahrnehmungsebene im Organ* oder in der *viszeralen Afferenz* liegen (Mimidis & Tack, 2008).

Die *Störung auf organischer Ebene* könnte durch in Reihe geschaltete spannungsempfindliche Mechanorezeptoren verursacht werden, die anfällig für Veränderungen sind und daher bereits bei relativ geringen Magendehnverhältnissen Unbehagen oder sogar Schmerz auslösen (Piessevaux et al., 2001). Mimidis und Tack (2008) konnten in ihrer Studie nachweisen, dass die Entspannung des Magenfundus mit Hilfe von Medikamenten die gastrische Empfindlichkeit verringerte, wodurch sich die Krankheitssymptome reduzierten (Mimidis & Tack, 2008).

Eine positive Beeinflussung der veränderten Mechanorezeptoraktivität und des dadurch entstandenen Symptoms Magenverstimmung ist Stone und Willams (2007) zufolge auch durch osteopathische Interventionen, und hier vor allem durch Magendehnungs- und Mobilisationstechniken inklusive der Behandlung umliegender Strukturen, wie angehefteter Weichteilgewebe und muskuloskelettaler Bereiche, möglich. Diese Techniken wurden im Rahmen der vorliegenden Studie sehr häufig angewendet und können, wie auch Stone und Williams feststellten, Verkrampfungen, Torsionen und Retraktionen des Magens und der den Magen umgebenden Gewebe so beeinflussen, dass sich dessen Mechanorezeptoraktivität normalisiert oder zumindest verbessert (Stone & Williams, 2007).

Bei TeilnehmerInnen der vorliegenden Studie, die unter starkem Stress litten (jeweils vier ProbandInnen berichteten von sehr starkem beruflichem bzw. privatem Stress), könnte es durch die Ausschüttung des Stresshormons Corticotropin-Releasing-Factor (CRF) und eine damit verbundene Freisetzung proinflammatorischer Mediatoren zu einer Sensibilisierung stiller Nozizeptoren des Magens gekommen sein. Diese Nozizeptoren sprechen auf Änderungen der Magendehnungsreize an und verursachen so Schmerzen (Mayer & Collins, 2002; Moser, 2009). Bei den betroffenen TeilnehmerInnen könnte die Beratung zur Stressbewältigung (➤ Kap. 4.3.4) zur Senkung des Stresslevels und zur Linderung stressbedingter Effekte, die zu der organischen Hypersensivität geführt hatten, beigetragen haben (Moser, 2009).

Auch eine stark ergotrophe Aktivierung des autonomen Nervensystems, wie sie bei Personen beobachtet wurde, die dauerhaft einem hohen negativen bzw. überfordernden Stresslevel ausgesetzt sind, könnte zu einem gesteigerten Sympathikotonus und damit im Magen zu Vasokonstriktion und verminderter Peristaltik führen (Gellhorn, 1957; Mirocha & Parker, 2012). Die Vasokonstriktion wiederum könnte Ursache eines generell herabgesetzten Stoffwechsels der Magengewebe und damit einer schlechten immunologischen Abwehrreaktion auf stressbedingte entzündliche Veränderungen durch den Einfluss des Stresshormons CRF sein. Die verlangsamte Peristaltik könnte eine verzögerte Magenentleerung zur Folge haben, was bei bereits bestehender Hypersensivität des Magens (infolge des Einflusses von CRF) auf eine Spannungszunahme die Beschwerden bei Magenfüllung zusätzlich fördern würde. Hier könnte durch muskuläre Detonisierung, Manipulation und Mobilisation der Wirbelsegmente Th 5–9 und der dazugehörigen costo-vertebralen Gelenke ein eutonisierender Einfluss auf die neurovegetative Innervation der Oberbauchorgane erreicht werden (Burns, 1907; Robuck, 1951; Sato, 1987). Eine Steigerung der parasympathischen

Aktivität dagegen würde zu gesteigerter Magensäureproduktion und Beschleunigung der Peristaltik führen, den Orthosympatikus hemmen und die Durchblutung im Magen fördern (Agur & Moore, 2006).
Um der stressbedingten organischen Hypersensivität entgegenzuwirken, müsste zum einen durch eine gesteigerte parasympathische Aktivierung, z. B. durch kraniosakrale Therapie, korrektives Einwirken auf somatoviszerale Reflexe (durch Manipulation und Mobilisation der Kopfgelenke) und durch Anwendung tiefer Atemtechniken und langsamer, einschmelzender Techniken auf den Magen selbst (Gellhorn, 1957), und zum anderen durch Stressmanagement (➤ Kap. 4.3.4) und korrektives Einwirken auf den Orthosympatikus über die neurovegetative Ebene Th 5–9 und das Ganglion coelicum eine Verbesserung der autonomen Grundregulation angestrebt werden (Gellhorn, 1957; Sato, 1987; Beck, 2011).
Auch Angst und Depressionen werden in Verbindung mit dem Symptom Magenverstimmung genannt, wobei allerdings noch umstritten ist, welche Rolle genau diese Faktoren bei der Pathophysiologie der FD spielen (Drossman et al., 2006; Holtmann & Chao, 2013). Diese psychologischen Faktoren könnten sich ebenfalls über eine Stressreaktion neurovegetativ oder hormonell auf die Sensivität bei Magenwandausdehnung auswirken (Moser, 2009). Auf welche Weise diese psychologischen Faktoren durch eine osteopathische Behandlung verbessert werden könnten, wurde im Zusammenhang mit dem Symptom Übelkeit eingehend erläutert.

6.5.2.3 Diskussion der Veränderung und möglichen Beeinflussung des Symptoms Aufstoßen durch osteopathische Interventionen

Die Häufigkeit des Auftretens des Symptoms Aufstoßen verbesserte sich von T1 zu T2 sowie von T1 zu T3 signifikant. Auch hinsichtlich des Grades der Störung durch das Symptom Aufstoßen ergab sich von T1 zu T3 eine signifikante Verbesserung, was bedeutet, dass die PatientInnen hinsichtlich des Symptoms Aufstoßen eine deutliche Verbesserung vom Messzeitpunkt vor den osteopathischen Behandlungen (T1) bis zum Messzeitpunkt nach den osteopathischen Behandlungen (T3) verspürten. Das Symptom Aufstoßen wurde im Durchschnitt von allen TeilnehmerInnen im Vergleich zu den Symptomen Übelkeit und Magenverstimmung eher selten angegeben und wurde insgesamt als nicht sehr störend empfunden.
Auch hinsichtlich des Symptoms Aufstoßen wird aus pathophysiologischer Sicht vor allem ein Zusammenhang mit *organischer Überempfindlichkeit* beschrieben. Tack und Kollegen (2001) wiesen im Rahmen einer Studie, bei der die Reaktion auf Druckerhöhung, hervorgerufen durch einen intra-gastralen Ballon untersucht wurde, nach, dass Aufstoßen eines der primär mit Magenüberempfindlichkeit assoziierten Symptome war. Wie allerdings eine Magenüberempfindlichkeit zu dem Symptom Aufstoßen führt, bedarf weiterer Klärung.
Wie die Magenüberempfindlichkeit im Rahmen der vorliegenden Studie durch osteopathische Behandlungen beeinflusst wurde, sodass es zum Rückgang des Symptoms Aufstoßen kommen konnte, wurde bereits im Zusammenhang mit den Ausführungen zum Symptom Magenverstimmung beschrieben.
Finet und Williame (2000) sowie Barral und Mercier (2004) beschreiben außerdem die Möglichkeit, dass aufsteigende Magenflüssigkeit das Symptom Aufstoßen verursachen könnte. Auch in der vorliegenden Studie wird das FD-Symptom Aufstoßen mit dem Aufsteigen von Magenflüssigkeit gleichgesetzt, wobei kein strukturell nachweisbarer Befund des gastroösophagealen Überganges, wie z. B. eine Gleithernie, vorliegen darf (Finet & Williame, 2000; Barral & Mercier, 2004). Finet und Williame (2000) zufolge besteht der gastroösophageale Übergang aus zwei Sphinktern,

die zum einen aus dem unteren ösophagealen Sphinkter-Komplex und zum anderen aus einem durch den rechten Schenkel des Diaphragmas gebildeten externen Sphinkter bestehen. Wenn ihr Zusammenspiel zur Aufrechterhaltung der gastroösophagealen Sphinkter-Funktion und damit zur Verhinderung von Reflux aufgrund von myofaszialen Einwirkungen (durch umliegende Gewebe, unphysiologische Druckverhältnissen in Thorax und Abdomen, Spasmen oder Hypertonien des Ösophagus und/oder des Diaphragmas) nicht mehr gegeben ist, kann es zum Rückfluss von Magenflüssigkeit kommen (Finet & Williame, 2000; Hebgen, 2011).
In der osteopathischen Befunderhebung der PatientInnen dieser Studie (➤ Tab. 4.3) stellten sich Läsionen des Diaphragmas und des Lig. gastrophrenicum als sehr dominant und relativ resistent dar, was darauf hinweist, dass sie einen entsprechenden Anteil an der Symptomgeneration gehabt und zumindest eine wichtige Rolle bei der Entstehung des Symptoms Aufstoßen gespielt haben könnten.
Im Rahmen der vorliegenden Studie wurde versucht, die gastroösophageale Sphinkter-Funktion insbesondere im Hinblick auf die Abnahme der Häufigkeit und des Störungsgrades des Symptoms Aufstoßen mit Hilfe unterschiedlicher osteopathischer Techniken wieder herzustellen. Zur Normalisierung des Diaphragmatonus und seiner Mobilität kamen direkte und indirekte Techniken zur Anwendung. Direkte Techniken waren z. B. Ponçage-Techniken, Recoil- und Dehnungstechniken zur Wiederherstellung des Normotonus, der Mobilität, der faszialen Elastizität und der Verbesserung der Durchblutung (Finet & Williame, 2000; Chauffour & Prat, 2002; Barral & Mercier, 2004). Bei den indirekten Techniken zur Normalisierung der somatischen und neurovegetativen Innervation handelte es sich um Manipulationen und Mobilisationen der Wirbelgelenke von C0-C2 (N. vagus), C2-C5 (N. phrenicus) und der vertebralen und kostovertebralen Gelenke Th 6–12 (interkostale Innervation) (Robuck, 1951; Sato, 1987). Auch die Schenkel des Diaphragmas wurden indirekt durch Mobilisation und Manipulation der LWS-Wirbel 1–3 behandelt (Finet & Williame, 2000; Barral & Mercier, 2004).
Zur funktionellen Wiederherstellung des unteren ösophagealen Sphinkter-Komplexes wurden den Tonus regulierende Techniken, wie Recoils, longitudinale ösophageale Dehntechniken sowie Unwindingtechniken des Ösophagus und der an ihn angrenzenden Gewebe, durchgeführt (Barral & Mercier, 2004; Chauffour & Prat, 2002; Stone & Williams, 2007). Um die neurovegetative Versorgung des Ösophagus positiv zu beeinflussen, erfolgten bei entsprechendem Befund Mobilisation und Manipulationen von C0–2 (N. vagus) und Th 1–5 (Orthosymp.) (Robuck, 1951; Sato, 1987).
Darüber hinaus kann vermutet werden, dass auch die im Sinne einer ganzheitlichen Therapie erfolgte Beratung, und hier insbesondere die Empfehlung, auf Zucker sowie auf den übermäßigen Verzehr von Fleisch-, Fisch und Milchprodukten (insbesondere auf Käse) zu verzichten und zu einem höheren Anteil basischer Lebensmittel zur Verhinderung übermäßiger Säureproduktion im Magen überzugehen, das Symptom Aufstoßen zusätzlich verbessert haben könnte (Meert, 2007; Hebgen, 2011).

6.5.2.4 Diskussion der Veränderung und möglichen Beeinflussung des Symptoms Herzbrennen durch osteopathische Interventionen

Die Häufigkeit des Auftretens des Symptoms Herzbrennen verbesserte sich ebenfalls deutlich von T1 zu T2 sowie von T1 zu T3. Trotz deutlicher Besserung ergab sich jedoch keine Signifikanz, da das Symptom Herzbrennen insgesamt relativ selten genannt wurde. Ein ähnliches Ergebnis erbrachten die Messungen bezüglich des Grades der Störung durch das Symptom Herzbrennen.

Dieser verbesserte sich zwar von T1 zu T2 und von T1 zu T3, doch auch diese Verbesserung fiel aus dem oben genannten Grund nicht signifikant aus.
Bezüglich der Pathophysiologie des Symptoms Herzbrennen, welches ein brennendes Gefühl oder einen Schmerz hinter dem Brustbein beschreibt, wird in der wissenschaftlichen Literatur eine Vielzahl von zugrundeliegenden Mechanismen diskutiert. In diesem Zusammenhang werden organische Überempfindlichkeit, Überempfindlichkeit auf Säure, Veränderungen der Funktion des autonomen Nervensystems, psychische Ursachen, Störung der gastroösophagealen Motilität, ösophageale Verspannungen und Spasmen sowie eine Dysfunktion des gastroösophagealen Sphinkters genannt (Thompson, 1984; Finet & Williame, 2000; Lee & Mittal, 2006). Allerdings ist es Lee und Mittal (2006) zufolge unklar, warum es insbesondere bei PatientInnen mit unauffälliger Ösophagoskopie, bei denen also ein nachweisbarer strukturell pathologischer Befund des Ösophagus fehlt, zu Brennen oder Schmerzen hinter dem Brustbein als Reaktion auf Säure kommen kann (Lee & Mittal, 2006).
Aus osteopathischer Sicht könnte eine Behandlung der oben genannten pathophysiologischen Mechanismen des Symptoms Herzbrennen wie bereits im Zusammenhang mit dem Symptom Aufstoßen beschrieben, erfolgen, und zwar zum einen auf neurovegetativem Wege und zum anderen durch direkte Techniken, wie Recoils oder longitudinale ösophageale Dehn- und Unwindingtechniken, welche die arterielle, venöse, lymphatische und neurologische Ver- und Entsorgung, den Tonus und die funktionelle Mobilität des Ösophagus und seiner umliegenden, ihm angehefteten Gewebe wiederherstellen oder zumindest normalisierend beeinflussen (Robuck, 1951; Sato, 1987; Chauffour & Prat, 2002; Barral & Mercier, 2004; Stone & Williams, 2007).
Auch die im Zusammenhang mit dem Symptom Aufstoßen diskutierte ganzheitliche Beratung zur Symptombeeinflussung durch Maßnahmen, wie eine Ernährungsumstellung (➤ Kap. 4.3.4) zur Reduzierung der Säureproduktion des Magens, könnte zu der beschriebenen Verbesserung des Symptoms Herzbrennen geführt haben (Meert, 2007; Hebgen, 2011).
Die Besonderheit des Symptoms Herzbrennen gegenüber den übrigen Symptomen des SF-LDQ besteht darin, dass dieses Symptom entsprechend der ROM-III-Klassifikation nicht der funktionellen Dyspepsie, sondern der Gruppe A. „Functional Esophageal Disorders", Untergruppe A1. „Functional Heartburn" zugeordnet wird (Drossman et al., 2006). Die Aufnahme dieses Symptoms in den SF-LDQ dieser Studie diente dazu, festzustellen, ob bei den PatientInnen ein vorherrschender Schmerz oder ein vorherrschendes Brennen eher dem epigastrischen Schmerzsyndrom (Schmerzen oder brennendes Gefühl im Epigastrium), welches mit der FD verbunden wird, oder dem funktionellen Herzbrennen (Schmerzen oder brennendes Gefühl hinter dem Sternum), welches zu den funktionellen ösophagealen Störungen gehört, zuzuordnen ist (Fraser et al., 2007). Damit sollte sichergestellt werden, dass PatientInnen im Falle einer Überschneidung von Symptomen unterschiedlicher FGS tatsächlich der Erkrankung der FD zuzuordnen sind (Baker et al., 2006; Fraser et al., 2007). Entsprechend der ROM-III-Klassifikation ist das Symptom des funktionellen Herzbrennens nur als solches anzusehen, wenn keine gastroösophageale Refluxerkrankung koexistiert und keine sonstigen strukturellen Befunde, die das Symptom erklären könnten, vorliegen (Drossman et al., 2006).
Die Ergebnisse der vorliegenden Studie weisen lediglich auf eine geringe Koexistenz des Symptoms Herzbrennen bei vorherrschenden FD-Symptomen hin. Aufgrund der geringen Häufigkeit, mit der das Symptom Herzbrennen als vorhanden bzw. als störend und vor allem nicht als dominant von den TeilnehmerInnen der Studie genannt wurde, kann davon ausgegangen werden, dass dieses Symptom zwar koexistierte, sich aber weder in besonderem Ausmaß als störend auf die TeilnehmerInnen auswirkte noch als vorherrschendes Symptom empfunden wurde.

Positiv anzumerken ist in diesem Zusammenhang, dass sich auch das Symptom Herzbrennen, obwohl es nicht dem Symptomkomplex der FD zugeordnet wird, unter den osteopathischen Behandlungen erheblich in Bezug auf die Häufigkeit des Auftretens und den Störungsgrad verbessert hat.

6.6 Diskussion der Ergebnisse bezüglich des mit Hilfe des EQ-5D-3L ermittelten Gesundheitszustands

Der allgemeine Gesundheitszustand der ProbandInnen wurde durch Ankreuzen einer im EQ-5D-3L-Fragebogen enthaltenen Skala von 0 (= schlechtester) bis 100 (= bester) ermittelt. Hierbei ergaben sich vom Messzeitpunkt vor den osteopathischen Behandlungen (T1) bis zum Messzeitpunkt nach den osteopathischen Behandlungen (T3) signifikante Verbesserungen.
Möglicher Grund für die deutliche Verbesserung des Gesundheitszustands könnte die Anwendung einer Kombination verschiedener Maßnahmen im Sinne eines ganzheitlichen osteopathischen Therapiekonzeptes gewesen sein, in dessen Zentrum drei osteopathische Interventionen à 40 Minuten standen. Das Einwirken durch die osteopathischen Interventionen auf die drei miteinander verlinkten und sich gegenseitig beeinflussenden Körpersysteme des kraniosakralen, parietalen und viszeralen Systems hatte einerseits eine direkt auf den Magen selbst und andererseits auf das gesamte Körpersystem ausgerichtete Verbesserung der autonomen Grundregulation (Pischinger, 2009; Beck, 2011) zum Ziel. Die ergänzende Beratung (➤ Kap. 4.3.4) zur Beeinflussung einzelner Lebensfaktoren entsprechend den Angaben der TeilnehmerInnen auf dem spezifischen Anamnesebogens diente der Unterstützung der osteopathischen Behandlungen und der Vermeidung eventueller, den Gesundheitszustand oder die FD-Beschwerden negativ beeinflussender Faktoren. Auf diese Faktoren wird im Rahmen der Diskussion des spezifischen Anamnesebogens in Assoziation mit den dominanten Hauptsymptomen Übelkeit, Magenverstimmung und dem Gesundheitszustand an späterer Stelle noch genauer eingegangen.
Die mit Hilfe des EQ-5D-3L-Fragebogens ermittelte Häufigkeit der Einschränkung (0 = min./100 = max. Einschränkung) der einzelnen, im Zusammenhang mit dem allgemeinen Gesundheitszustand betrachteten Komponenten Beweglichkeit/Mobilität, Fähigkeit, alltägliche Tätigkeiten auszuführen, Behinderung durch Schmerzen/körperliche Beschwerden sowie durch Angst/Niedergeschlagenheit nahm von T1 zu T2 und von T1 zu T3 signifikant ab. Auch die Häufigkeit der Einschränkung der Fähigkeit, sich selbst zu versorgen, nahm deutlich von T1 zu T2 und von T1 zu T3 ab. Allerdings ergab sich hierbei keine Signifikanz, da diese Gesundheitskomponente äußerst selten angeführt wurde.
Am deutlichsten verringerten sich die Behinderungen durch Schmerzen/körperliche Beschwerden von T1 zu T3 und durch Angst/Niedergeschlagenheit von T1 zu T3. Dieses Ergebnis spiegelt die Ausführungen von ➤ Kap. 2.4 (Pathogenese und Pathophysiologie der FD) sowie die im Zusammenhang mit der Diskussion der Symptome beschriebenen Beobachtungen wider, dass körperliche Beschwerden bzw. Schmerzen und psychologische Faktoren einen zentralen Einfluss auf den Gesundheitszustand und das Beschwerdebild von PatientInnen mit FD ausüben und dass dieser durch osteopathische Interventionen positiv verändert werden kann.
Ebenfalls sehr deutlich fiel der Rückgang der Einschränkung, alltägliche Tätigkeiten auszuführen von T1 zu T3 aus. Dies könnte darauf hinweisen, dass die osteopathischen Interventionen einen

deutlich positiven Einfluss auf die Fähigkeiten der behandelten FD-PatientInnen hatten, nicht nur ihrer Arbeit und ihren alltäglichen Verpflichtungen, sondern auch ihren persönlichen Interessen und Hobbys wieder stärker nachzugehen, was bei den Betroffenen zu mehr Lebensqualität und Freude am Leben geführt haben dürfte (Moser, 2007).
Auf die Veränderung der Gesundheitskomponenten durch die osteopathischen Interventionen soll hier nicht nochmals explizit eingegangen werden, da deren positive Beeinflussung durch die im Zusammenhang mit den einzelnen Symptomen diskutierten osteopathischen Wirkmechanismen bezüglich der angenommenen Pathophysiologie der FD und die Anwendung eines ganzheitlichen osteopathischen Behandlungskonzeptes bereits erläutert wurde.

6.6.1 Diskussion der Veränderung des Gesundheitszustands bezogen auf die mit Hilfe des spezifischen Anamnesebogens ermittelten Angaben

Die nachstehend diskutierten Ergebnisse beziehen sich auf die prozentualen Veränderungen des Gesundheitszustands der ProbandInnen von T1 zu T3 und betreffen die von den ProbandInnen mit Hilfe des spezifischen Anamnesebogens erhobenen Angaben zu einzelnen Lebensfaktoren. Die Angaben wurden zu Beginn der ersten osteopathischen Intervention, d. h. noch vor den praktisch durchgeführten osteopathischen Interventionen und damit vor einer möglichen Einflussnahme auf diese Faktoren durch den Behandler erhoben (➤ Kap. 4.3.2 sowie ➤ Abb. 9.4).
Der Gesundheitszustand verbesserte hinsichtlich aller im ➤ Kap. 5.4 ausgewerteten Faktoren des Anamnesebogens von T1 zu T3 max. um 32,5 % und min. um 11,7 %. Die durchschnittliche Gesundheitsverbesserung bezüglich der Lebensfaktoren lag in einem Bereich von 20–30 %. Hierunter fielen die Faktoren Alter (über und unter 40 Jahren), Geschlecht (männlich und weiblich), Konsum von Süßwaren (ja), Konsum von gesüßten Getränken (ja und nein), Frühstück (ballaststoffreich und -arm), Konsum von Alkohol (ja und nein), Fleischkonsum (ja), Stress (stark negativ: ja und nein), Sport (ja und nein), Einschlafprobleme (nein) und Raucher (nein).
Die Faktoren, bei denen sich eine deutlichere (>30 %) oder eine etwas geringere Gesundheitsverbesserung (>20 %) ergab, werden im Folgenden gesondert diskutiert.
Besonders deutlich verbesserte sich der Gesundheitszustand bei den ProbandInnen mit Einschlafproblemen (+32,5 %), Durchschlafproblemen (32,3 %), den Rauchern (31,3 %) und den Kaffeetrinkern (30,5 %). Die deutlich positiven Veränderungen bei den ProbandInnen mit Schlafproblemen könnten sich dadurch ergeben haben, dass sich ihre Schlafqualität durch die osteopathischen Interventionen verbesserte. Hierdurch könnten körperliche Beschwerden gelindert worden sein, die eine Folge von FD und von neurovegetativen Dysregulationen, hervorgerufen durch Stress oder Angst waren (Robuck, 1951; Sato, 1987; Moser, 2007).
Auch die Empfehlungen, sich um eine Schlafdauer von 7–8 Stunden zu bemühen, möglichst nicht später als um 23 Uhr zu Bett zu gehen und 2–3 Stunden vor dem Schlafengehen keine oder nur noch geringe Mengen an Nahrung zu sich zu nehmen, könnten einen gleichmäßigeren Biorhythmus (Circadiane Rhythmus) bewirkt haben, der nachts stattfindende hormonell bedingte Entgiftungs-, Zellregenerations- und Reparationsvorgänge fördert (Ferrie et al., 2007; Magoun, 2007). Auch die Reduzierung des Kaffeekonsums kann das Einschlaf- und die Reduzierung des Alkoholkonsums das Durchschlafverhalten verbessert haben (Magoun, 2007).
Interessant ist auch die Tatsache, dass sich der Gesundheitszustand der Raucher in der vorliegenden Studie besonders deutlich verbesserte. Dies entspricht auch den Ergebnissen einer Studie aus

den USA, die nachwies, dass aktive und ehemalige Raucher seltener unter FD-Symptomen litten, als die an der Studie teilnehmenden Nichtraucher (Talley et al., 1994c). Ein Grund für die deutliche Verbesserung des Gesundheitszustands der Raucher dieser Studie könnte – wenn auch nur sehr hypothetisch – ein generell niedrigeres Stresslevel durch eventuell regelmäßig durch das Rauchen entstehende kleine Belohnungspausen sein, die sich positiv auf die psychische Verfassung und die Resistenz gegenüber Stress auswirkten (Agur & Moore, 2006). Dies könnte insbesondere durch die tiefe und langsame Inhalation des Tabakrauches, die eine atemübungsähnliche Wirkung entfalten kann, entspannend und vagal stimulierend wirken (Gellhorn, 1957). Allerdings war die Anzahl der Raucher (4) in dieser Studie im Vergleich zu den Nichtrauchern (14) so gering, dass schon allein hierdurch die Aussagekraft der deutlichen Verbesserung des Gesundheitszustands stark eingeschränkt wird.

Die deutliche Verbesserung des Gesundheitszustands der Kaffeetrinker könnte durch die Empfehlung, den Kaffeekonsum auf max. zwei Tassen pro Tag zu beschränken, zu einer Reduzierung der eventuell übermäßigen Magensäureproduktion geführt haben, was sich positiv auf die Symptomgeneration auswirkte (Worlitschek & Mayr, 2012).

Eine zwar immer noch deutliche, aber im Vergleich zu den anderen Faktoren etwas geringere Verbesserung des Gesundheitszustands war bei den ProbandInnen, die keine Süßwaren konsumiert hatten (19,2 %), keinen Kaffee tranken und kein Fleisch aßen (jeweils 16,6 %) sowie bei den ProbandInnen ohne Durchschlafprobleme (16,5 %) zu beobachten. Sowohl Süßwaren als auch Fleisch und Kaffee haben eine säurebildende Wirkung, die den Organismus belasten kann. Ein Übermaß an Säure hemmt prinzipiell die Verdauung, während ein Basenüberschuss diese aktiviert.

Ein Überschuss an Säure kann darüber hinaus die Magenentleerung über rezeptive Rückkopplung durch den ersten Dünndarmanteil an den Magen bei nicht ausreichender Produktion basischer Verdauungssäfte des Pankreas erheblich verlangsamen (Worlitschek & Mayr, 2012). Die mögliche Auswirkung einer verzögerten Magenentleerung auf die FD-Symptomatik wurde bereits besprochen. Es ist denkbar, dass die Einschränkung des Konsums von Fleisch, Süßwaren und Kaffee während T1 zu T3 zu einer deutlicheren Verbesserung des Gesundheitszustands geführt hat, als bei denjenigen ProbandInnen, die von vornherein kein Fleisch, keine Süßwaren und keinen Kaffee konsumiert hatten. Ebenso kann vermutet werden, dass die Verbesserung des Gesundheitszustands bei den ProbandInnen deutlicher war, deren Ein- und Durchschlafvermögen nicht bereits von vornherein gut war, sondern die erst durch die osteopathischen Behandlungen und die individuelle Beratung ein verbessertes Ein- und Durchschlafverhalten während T1 zu T3 erlangten (Ferrie et al., 2007; Magoun, 2007).

6.6.2 Diskussion der Veränderung der dominanten Hauptsymptome Übelkeit und Magenverstimmung bezogen auf die mit Hilfe des spezifischen Anamnesebogens ermittelten Angaben

Bezogen auf die mit Hilfe des spezifischen Anamnesebogens ermittelten Lebensfaktoren nahmen Häufigkeit und Störungsgrad der Hauptsymptome Übelkeit und Magenverstimmung von T1 zu T3 in einem Bereich von max. –64 % und min. –0 % ab. Die detaillierten Ergebnisse sind dem Abschnitt 6.4 zu entnehmen, weswegen im Folgenden lediglich die vordergründigsten Assoziationen angesprochen werden sollen. Besonders deutliche Verbesserungen sind durch Prozentangaben in Klammern hervorgehoben.

6.6.2.1 Alter

Die Häufigkeit des Hauptsymptoms Übelkeit nahm sowohl bei PatientInnen über 40 Jahren als auch bei PatientInnen unter 40 Jahren im Gesamtdurchschnitt bezogen auf alle anderen Faktoren mit einer im mittleren Bereich liegenden Deutlichkeit ab. Das Gleiche gilt für die Abnahme des Störungsgrades des Hauptsymptoms Übelkeit bei den über 40-Jährigen. Dagegen nahm der Störungsgrad des Hauptsymptoms Übelkeit bei den unter 40-Jährigen etwas weniger deutlich ab und ist im Gesamtdurchschnitt bezogen auf alle anderen Faktoren im unteren Bereich einzuordnen.
Die Häufigkeit (–52,2 %) und der Störungsgrad (–47,7 %) des Hauptsymptoms Magenverstimmung nahmen bei PatientInnen über 40 Jahren im Gesamtdurchschnitt bezogen auf alle anderen Faktoren sehr deutlich und bei den PatientInnen unter 40 Jahren etwas weniger deutlich ab.
Insgesamt zeigte sich bei den ProbandInnen über 40 Jahren in Bezug auf die Häufigkeit und den Störungsgrad der Hauptsymptome Übelkeit und Magenverstimmung eine deutlich stärkere Verbesserung als bei den ProbandInnen unter 40 Jahren. Worauf diese Differenz zurückzuführen ist, konnte nicht geklärt werden. Sie könnte auf einer disziplinierteren Umsetzung der Empfehlungen bezüglich der Veränderung von Lebensfaktoren gegenüber den unter 40-jährigen ProbandInnen beruhen. Diese Annahme ist jedoch rein hypothetisch.

6.6.2.2 Geschlecht

Die Häufigkeit und der Störungsgrad des Hauptsymptoms Übelkeit nahmen sowohl bei den männlichen als auch bei den weiblichen PatientInnen im Gesamtdurchschnitt bezogen auf alle anderen Faktoren mit einer im mittleren Bereich liegenden Deutlichkeit ab. Die Differenz zwischen Männern und Frauen lag dabei unter 7 %, wobei sich in manchen Bereichen bei den Frauen und in anderen Bereichen bei den Männern eine deutlichere Besserung zeigte.
Die Häufigkeit des Hauptsymptoms Magenverstimmung nahm bei den weiblichen ProbandInnen (–44,7 %) im Gesamtdurchschnitt bezogen auf alle anderen Faktoren sehr deutlich und bei den männlichen Probanden etwas weniger deutlich ab. Der Grad der Störung durch das Hauptsymptom Magenverstimmung nahm bei den weiblichen und den männlichen ProbandInnen im Gesamtdurchschnitt bezogen auf alle anderen Faktoren nur geringfügig ab.
Insgesamt verbesserten sich die Häufigkeit und der Störungsgrad des Hauptsymptoms Übelkeit bei den männlichen und weiblichen ProbandInnen ähnlich deutlich. Die Häufigkeit und der Störungsgrad des Hauptsymptoms Magenverstimmung nahmen bei den weiblichen TeilnehmerInnen stärker ab als bei den männlichen. Auch diese Ergebnisse spiegeln die Ergebnisse epidemiologischer Studien zur Bedeutung des Geschlechts in Bezug auf das Vorkommen von FD wider, wobei in einigen Studien mehr Frauen angegeben werden.

6.6.2.3 Konsum von Süßwaren

Häufigkeit und Störungsgrad des Hauptsymptoms Übelkeit nahmen bei den ProbandInnen, die Süßwaren konsumiert hatten und denen, die keine Süßwaren konsumiert hatten im Gesamtdurchschnitt bezogen auf alle anderen Faktoren in einer im mittleren Bereich liegenden Deutlichkeit ab. Dabei ergab sich zwischen beiden Gruppen eine max. Differenz von 13,4 %, die in einigen Fällen der Gruppe, die Süßwaren konsumiert hatte, in anderen Fällen der Gruppe, die keine Süßwaren konsumiert hatte, zugutekam.
Die Häufigkeit des Hauptsymptoms Magenverstimmung nahm bei den ProbandInnen, die Süßwaren konsumiert hatten (–47,3 %) im Gesamtdurchschnitt bezogen auf alle anderen Faktoren sehr deutlich und bei denen, die keine Süßwaren konsumiert hatten etwas weniger deutlich ab.

Die Abnahme des Störungsgrades durch das Hauptsymptom Magenverstimmung erfolgte sowohl bei den ProbandInnen, die Süßwaren konsumiert hatten als auch bei denen, die dies nicht getan hatten, etwas weniger deutlich.
Insgesamt verbesserten sich Häufigkeit und Störungsgrad des Hauptsymptoms Übelkeit bei den ProbandInnen, die Süßwaren konsumiert hatten und bei denen, die keine Süßwaren konsumiert hatten ähnlich deutlich im mittleren Bereich. Häufigkeit und Störungsgrad des Hauptsymptoms Magenverstimmung nahmen dagegen bei den ProbandInnen, die Süßwaren konsumiert hatten, erheblich stärker ab, als bei denen, die keine Süßwaren konsumiert hatten.
Dies könnte im Zusammenhang stehen mit den Empfehlungen an die ProbandInnen, den Konsum von Zucker, Süßwaren und zuckerhaltigen Getränken soweit wie möglich während T2 und T3 einzuschränken, um einer möglichen Übersäuerung entgegenzuwirken, die unter anderem - wie bereits erläutert - zu einer verzögerten Magenentleerung führen kann (Worlitschek & Mayr, 2012). Hieraus kann wiederum ein erhöhter Füllungszustand des Magen resultieren, der bei vorhandener organischer Hypersensivität zu epigastrischen Schmerzen (Magenverstimmung) führt. Der hier geschilderte Zusammenhang könnte auch dafür verantwortlich sein, dass die Reduzierung des Konsums von Süßwaren bei den ProbandInnen, die Süßwaren konsumiert hatten, zu einer deutlicheren Abnahme von Häufigkeit und Störungsgrad des Hauptsymptoms Magenverstimmung führte als bei denen, die von vornherein keine Süßwaren konsumiert hatten.

6.6.2.4 Konsum von gesüßten Getränken

Die Häufigkeit und der Störungsgrad des Hauptsymptoms Übelkeit nahmen bei den ProbandInnen, die gesüßte Getränke konsumiert hatten und bei denen, die keine gesüßten Getränke konsumiert hatten im Gesamtdurchschnitt bezogen auf alle anderen Faktoren mit einer im mittleren Bereich liegenden Deutlichkeit ab. Zwischen beiden Gruppen ergab sich lediglich eine Differenz von max. 13,4 %, wobei sich in manchen Bereichen bei den ProbandInnen, die gesüßte Getränke konsumiert hatten und in anderen Bereichen bei denen, die keine gesüßten Getränke konsumiert hatten eine deutlichere Besserung zeigte.
Die Häufigkeit des Hauptsymptoms Magenverstimmung nahm bei den ProbandInnen, die keine gesüßten Getränke konsumiert hatten (–47,4 %) im Gesamtdurchschnitt bezogen auf alle anderen Faktoren sehr deutlich und bei denen, die gesüßte Getränke konsumiert hatten etwas weniger deutlich ab. Dagegen nahm der Grad der Störung durch das Hauptsymptom Magenverstimmung bei den ProbandInnen, die keine gesüßten Getränke konsumiert hatten (–42 %) im Gesamtdurchschnitt bezogen auf alle anderen Faktoren sehr deutlich und bei denen, die gesüßte Getränke konsumiert hatten etwas weniger deutlich ab.
Insgesamt verbesserten sich die Häufigkeit und der Störungsgrad des Hauptsymptoms Übelkeit bei den ProbandInnen, die gesüßte Getränke konsumiert hatten und bei denen, die keine gesüßten Getränke konsumiert hatten ähnlich deutlich. Die Häufigkeit und der Störungsgrad des Hauptsymptoms Magenverstimmung nahmen bei den ProbandInnen, die keine gesüßten Getränke konsumiert hatten allerdings erheblich deutlicher ab, als bei denen, die gesüßte Getränke konsumiert hatten.
Dies könnte – wie bereits in ➤ Kap. 6.6.2.3 erläutert – im Zusammenhang stehen mit den Empfehlungen an die ProbandInnen, den Konsum von Zucker, Süßwaren und zuckerhaltigen Getränken soweit wie möglich während T2 und T3 einzuschränken, um epigastrischen Schmerzen (Magenverstimmung) vorzubeugen. Der hier geschilderte Zusammenhang könnte – ebenso wie bei der Reduzierung von Süßwaren – zu einer deutlicheren Abnahme von Häufigkeit und Störungs-

grad des Hauptsymptoms Magenverstimmung geführt haben als bei den ProbandInnen, die von vornherein keine gesüßten Getränke konsumiert hatten.

6.6.2.5 Frühstück ballaststoffreich bzw. -arm

Die Häufigkeit und der Störungsgrad des Hauptsymptoms Übelkeit nahmen bei den ProbandInnen, die ballaststoffreich gefrühstückt hatten und bei denen, die ballaststoffarm gefrühstückt hatten im Gesamtdurchschnitt bezogen auf alle anderen Faktoren mit einer im mittleren Bereich liegenden Deutlichkeit ab. Zwischen beiden Gruppen ergab sich lediglich eine Differenz von max. 12 %, wobei die Abnahme von Häufigkeit und Störungsgrad bei den ProbandInnen, die ballaststoffarm gefrühstückt hatten jeweils etwas deutlicher ausfiel als bei denen, die ballaststoffreich gefrühstückt hatten.

Die Häufigkeit (−53 %) und der Störungsgrad (−47,6 %) des Hauptsymptoms Magenverstimmung nahm bei den ProbandInnen, die ballaststoffarm gefrühstückt hatten im Gesamtdurchschnitt bezogen auf alle anderen Faktoren sehr deutlich und bei denen, die ballaststoffreich gefrühstückt hatten etwas weniger deutlich ab.

Insgesamt verbesserten sich die Häufigkeit und der Störungsgrad des Hauptsymptoms Übelkeit bei den ProbandInnen, die ballaststoffarm gefrühstückt hatten und denen, die ballaststoffreich gefrühstückt hatten ähnlich deutlich, wobei bei denen, die ballaststoffarm gefrühstückt hatten jeweils eine etwas geringere Abnahme zu beobachten war. Die Häufigkeit und der Störungsgrad des Hauptsymptoms Magenverstimmung nahmen bei den ProbandInnen, die ballaststoffarm gefrühstückt hatten erheblich mehr ab, als bei denen, die ballaststoffreich gefrühstückt hatten. Dies könnte wiederum den Empfehlungen an die ProbandInnen geschuldet sein, zum Frühstück auf Nahrungsmittel mit raffiniertem Zucker zu verzichten und stattdessen nach und nach mehr Vollwertkost zu sich zu nehmen.

Hierdurch sollte – wie schon zuvor besprochen – eine Übersäuerung vermieden und die Nahrung mit mehr Ballaststoffen angereichert werden, um die Verdauungsaktivität insgesamt und die Peristaltik zu fördern, was zu einer Verbesserung der Motilität und einer schnelleren Magenpassage des Mageninhalts führen kann, was wiederum zur Reduktion von durch Magendehnung hervorgerufenen Symptomen bei organischer Hypersensivität oder gestörter Magenwandanpassung an seinen Inhalt beitragen könnte.

Darüber hinaus sollte durch die in ➤ Kap. 4.3.4 spezifizierten Ernährungsempfehlungen die erhöhte Aufnahme von hochwertigen Makro- und Mikronährstoffen und Antioxidantien zur Steigerung der immunologischen Abwehrfunktion erreicht werden (Campbell & Campbell, 2011).

6.6.2.6 Konsum von Alkohol

Häufigkeit und Störungsgrad des Hauptsymptoms Übelkeit nahmen bei den ProbandInnen, die Alkohol konsumiert hatten im Gesamtdurchschnitt bezogen auf alle anderen Faktoren mit einer mittleren Deutlichkeit und bei den ProbandInnen, die keinen Alkohol konsumiert hatten mit einer eher geringen Deutlichkeit ab.

Die Häufigkeit (−49,4 %) und der Störungsgrad (−43,9 %) des Hauptsymptoms Magenverstimmung nahmen bei den ProbandInnen, die keinen Alkohol konsumiert hatten im Gesamtdurchschnitt bezogen auf alle anderen Faktoren sehr deutlich und bei denen, die Alkohol konsumiert hatten mit einer mittleren Deutlichkeit ab.

Insgesamt verbesserten sich Häufigkeit und Störungsgrad des Hauptsymptoms Übelkeit deutlich stärker bei den ProbandInnen, die Alkohol konsumiert hatten als bei denen, die keinen Alkohol konsumiert hatten. In den bisher zum Zusammenhang zwischen Alkoholkonsum und bestimm-

ten FD-Symptommustern vorliegenden Studien konnte kein entsprechender Zusammenhang nachgewiesen werden. Es ist jedoch denkbar, dass bei den ProbandInnen der vorliegenden Studie (12 von 18 konsumierten Alkohol; 4 von diesen 12 immerhin dreimal oder mehr pro Woche) der Alkoholkonsum die Häufigkeit und den Störungsgrad des Symptoms Übelkeit negativ beeinflusst hatte. Als Folge der Empfehlungen an die TeilnehmerInnen, die Alkohol konsumiert hatten ihren Alkoholkonsum nach Möglichkeit auf max. zweimal pro Woche einzuschränken, könnte es zu einer Abnahme von Säurebildung und einer übersteigerten gastroduodenalen Säuresensivität sowie zu einer geringeren toxischen Belastung von Magen, Darm und Leber gekommen sein, was sich positiv auf die Symptomgeneration der Übelkeit auswirkte.
Anders stellen sich die Ergebnisse bezüglich des Hauptsymptoms Magenverstimmung dar, bei dem sich Häufigkeit und Störungsgrad bei den ProbandInnen, die keinen Alkohol konsumiert hatten im Gesamtdurchschnitt bezogen auf alle anderen Faktoren sehr deutlich verbessert hatten, und zwar deutlich mehr, als bei den ProbandInnen, die Alkohol konsumiert hatten.
Dies könnte darauf hinweisen, dass die Symptomgeneration der Magenverstimmung weniger im Zusammenhang mit Alkohol stand, da sich die ProbandInnen, die zuvor keinen Alkohol konsumiert hatten durch das Weglassen von Alkohol (der ja sowieso nicht konsumiert wurde), hierbei keinen Vorteil verschaffen konnten.
Insgesamt verbesserte sich somit das Hauptsymptom Übelkeit deutlicher bei den ProbandInnen, die zu Beginn der Studie regelmäßig Alkohol konsumiert hatten und das Hauptsymptom Magenverstimmung verbesserte sich deutlich stärker bei denen, die keinen Alkohol konsumiert hatten.

6.6.2.7 Konsum von Kaffee

Häufigkeit und Störungsgrad des Hauptsymptoms Übelkeit nahmen bei den ProbandInnen, die Kaffee konsumiert hatten im Gesamtdurchschnitt bezogen auf alle anderen Faktoren mit einer mittleren Deutlichkeit und bei den ProbandInnen, die keinen Kaffee konsumiert hatten mit einer eher geringen Deutlichkeit ab.
Häufigkeit (–50,8 %) und Störungsgrad (–49,7 %) des Hauptsymptom Magenverstimmung nahmen bei den ProbandInnen, die Kaffee konsumiert hatten im Gesamtdurchschnitt bezogen auf alle anderen Faktoren sehr deutlich und bei denen, die nicht Kaffee konsumiert hatten etwas weniger deutlich ab.
Insgesamt verbesserte sich bei den ProbandInnen, die Kaffee konsumiert hatten die Häufigkeit und der Störungsgrad der Hauptsymptome Übelkeit und Magenverstimmung deutlich stärker als bei den ProbandInnen, die keinen Kaffee konsumiert hatten. Die Verbesserung der Magenverstimmung fiel dabei sogar im Vergleich zum Gesamtdurchschnitt der anderen Faktoren wesentlich deutlicher aus. Diese Verbesserung der Beschwerden der ProbandInnen, die zu Beginn der Studie noch regelmäßig Kaffee konsumiert hatten, könnte durch die Empfehlungen zur Einschränkung ihres Kaffeekonsums auf max. zwei Tassen pro Tag positiv beeinflusst worden sein.
Die Auswirkungen von Kaffee auf eine mögliche Übersäuerung des Magens und eine damit einhergehende mögliche Verschlechterung der Symptomgeneration wurden bereits beschrieben. Die deutliche Verbesserung besonders des Hauptsymptoms Magenverstimmung könnte darauf hinweisen, dass sich die Reduktion von erhöhtem Kaffeekonsum vor allem positiv bei PatientInnen mit epigastrischem Schmerzsyndrom auswirken kann, während sich die Reduktion von Alkohol offenbar eher positiv auf FD-PatientInnen mit dem Hauptsymptom Übelkeit auswirkt, das zum postprandialen Beschwerdesyndrom gezählt wird.

6.6.2.8 Konsum von Fleisch

Die Ergebnisse im Hinblick auf den Faktor Fleischkonsum haben zumindest bezüglich der Gegenüberstellung der ProbandInnen, die Fleisch aßen und demjenigen, der kein Fleisch aß nur wenig Aussagekraft, da nur einer von 18 ProbandInnen kein Fleisch aß. Der Vollständigkeit halber sollen die entsprechenden Daten dennoch nachstehend aufgezeigt werden.
Die Häufigkeit des Hauptsymptoms Übelkeit nahm bei dem Probanden, der kein Fleisch gegessen hatte und bei denen, die Fleisch gegessen hatten im Gesamtdurchschnitt bezogen auf alle anderen Faktoren mit einer mittleren Deutlichkeit ab. Der Störungsgrad des Hauptsymptoms Übelkeit nahm bei den ProbandInnen, die Fleisch gegessen hatten geringfügig und bei dem, der kein Fleisch gegessen hatte im Gesamtdurchschnitt bezogen auf alle anderen Faktoren noch geringfügiger ab
Die Häufigkeit (−44,2 %) des Hauptsymptom Magenverstimmung nahm bei den Fleisch essenden ProbandInnen im Gesamtdurchschnitt bezogen auf alle anderen Faktoren mit einer sehr hohen Deutlichkeit und bei dem, der kein Fleisch gegessen hatte gar nicht ab (0 %). Der Störungsgrad des Hauptsymptoms Magenverstimmung (−50 %) dagegen nahm bei dem Probanden, der kein Fleisch gegessen hatte sehr deutlich im Gegensatz zu den Fleisch essenden ab, bei denen sich der Störungsgrad lediglich schwach verbesserte.
Insgesamt reduzierte sich die Häufigkeit des Hauptsymptoms Übelkeit bei den Fleisch essenden ProbandInnen stärker als bei dem, der kein Fleisch gegessen hatte, während sich die Häufigkeit es Hauptsymptoms Magenverstimmung bei dem Probanden, der kein Fleisch gegessen hatte, stärker als bei den Fleisch essenden verringerte. Auch der Störungsgrad des Hauptsymptoms Übelkeit reduzierte sich stärker bei den Fleisch essenden ProbandInnen als bei dem, der kein Fleisch gegessen hatte, während sich der Störungsgrad des Hauptsymptoms Magenverstimmung bei dem Probanden, der kein Fleisch gegessen hatte, stärker reduzierte als bei denen, die Fleisch gegessen hatten. Die besonders ausgeprägte Verbesserung der Häufigkeit des Hauptsymptoms Magenverstimmung bei den ProbandInnen, die Fleisch gegessen hatten, könnte ebenfalls den Empfehlungen, den Fleischkonsum auf max. zweimal pro Woche zu reduzieren, geschuldet sein.

6.6.2.9 Stress

Die Häufigkeit und der Störungsgrad des Hauptsymptoms Übelkeit nahmen sowohl bei den ProbandInnen mit stark negativem Stress als auch bei denen ohne stark negativen Stress im Gesamtdurchschnitt bezogen auf alle anderen Faktoren mit einer mittleren Deutlichkeit ab.
Die Häufigkeit des Hauptsymptoms Magenverstimmung nahm bei den ProbandInnen mit stark negativem Stress (−42,8 %) und bei denen ohne stark negativen Stress (−40,8 %) im Gesamtdurchschnitt bezogen auf alle anderen Faktoren sehr deutlich ab. Der Störungsgrad des Hauptsymptoms Magenverstimmung nahm bei den ProbandInnen ohne stark negativen Stress (−41,2 %) ebenfalls sehr deutlich und bei denen mit stark negativem Stress im Gesamtdurchschnitt bezogen auf alle anderen Faktoren etwas weniger deutlich ab.
Insgesamt zeigten sich Veränderungen bezüglich des Faktors Stress deutlicher beim Hauptsymptom Magenverstimmung als beim Hauptsymptom Übelkeit. Sowohl Häufigkeit als auch Störungsgrad bezüglich des Hauptsymptoms Magenverstimmung verbesserten sich bei PatientInnen ohne stark negativen Stress sehr deutlich, während sich bei PatientInnen mit stark negativem Stress nur die Häufigkeit des Hauptsymptoms Magenverstimmung deutlich verbesserte. Die PatientInnen ohne stark negativen Stress könnten – verglichen mit den ProbandInnen mit stark negativem

Stress – aufgrund ihres niedrigeren negativen Stresslevels und der gegenseitigen Beeinflussung von Gehirn und Darm über die Brain-Gut-Axis weniger psychisch, zentral nervös und neurovegetativ vorbelastet sein, wodurch es ihnen möglich war, auf die osteopathischen Behandlungen mit besseren Resultaten zu reagieren.
Auch die besonders in Bezug auf das Hauptsymptom Magenverstimmung erfolgte Verbesserung der ProbandInnen mit stark negativem Stress könnte eine Folge der zuvor schon beschriebenen osteopathischen Behandlung des kraniosakralen Systems und der neurovegetativen Ebenen durch Manipulation und Mobilisation entsprechender Wirbelsegmente zur Stimulation des Parasympathikus und Eutonisierung des Orthosympatikus gewesen sein. Diese könnte zu einer Verbesserung der hormonellen Steuerung über die Hypothalamus-Hypophysen-Nebennieren-Achse geführt haben und somit zu einer Verringerung der negativen Auswirkungen von Stressreaktionen, wie z. B. einer lang anhaltenden Produktion des Stresshormons Corticotropin Releasing Faktor (➤ Kap. 2.4.3.2). Außerdem könnten die ganzheitlichen Empfehlungen zum besseren Umgang mit Stress (➤ Kap. 4.3.4) zur Reduktion oder geringeren negativen Auswirkung von stark negativem Stress geführt haben.

6.6.2.10 Sport

Die Häufigkeit und der Störungsgrad des Hauptsymptoms Übelkeit nahmen bei den ProbandInnen, die Sport getrieben hatten im Gesamtdurchschnitt bezogen auf alle anderen Faktoren in normalem Maße und bei denen, die keinen Sport getrieben hatten etwas weniger deutlich ab.
Die Häufigkeit des Hauptsymptoms Magenverstimmung nahm bei den ProbandInnen, die Sport getrieben hatten (−41,2 %) im Gesamtdurchschnitt bezogen auf alle anderen Faktoren sehr deutlich und bei denen, die keinen Sport getrieben hatten etwas weniger deutlich ab. Der Störungsgrad des Hauptsymptoms Magenverstimmung verringerte sich sowohl bei den ProbandInnen, die Sport getrieben hatten als auch bei denen, die keinen Sport getrieben hatten im Gesamtdurchschnitt bezogen auf alle anderen Faktoren recht deutlich.
Insgesamt verbesserten sich Häufigkeit und Störungsgrad beider Hauptsymptome Übelkeit und Magenverstimmung deutlicher bei den ProbandInnen, die Sport getrieben hatten, als bei denen, die keinen Sport getrieben hatten. Dies könnte damit zusammenhängen, dass das Körpersystem der Sportler insgesamt trainierter ist, auf Reize zu reagieren und diese zu verarbeiten (Biosynthese). Bei denjenigen, die keinen Sport getrieben hatten, könnte – bedingt durch den Mangel an Bewegungs- und Trainingsreizen – eine im Vergleich zu den Sporttreibenden herabgesetzte metabole Aktivität und Flüssigkeitszirkulation im Körper zu einer Einschränkung des optimalen intra-extrazellulären Austauschs geführt haben. Dies könnte ihre Reaktionsfähigkeit auf osteopathische Techniken im Zusammenhang mit den FD-Beschwerden beeinträchtigt haben.

6.6.2.11 Einschlafprobleme

Die Häufigkeit und der Störungsgrad des Hauptsymptoms Übelkeit nahmen sowohl bei den ProbandInnen mit als auch bei denen ohne Einschlafprobleme im Gesamtdurchschnitt bezogen auf alle anderen Faktoren nicht allzu bedeutend ab, wobei die Verbesserung bei den ProbandInnen mit Einschlafproblemen deutlicher ausfiel.
Die Häufigkeit (−64,3 %) und der Störungsgrad (−52,2 %) der Hauptsymptome Magenverstimmung nahmen bei den ProbandInnen mit Einschlafproblemen im Gesamtdurchschnitt bezogen auf alle anderen Faktoren sehr deutlich und bei den ProbandInnen ohne Einschlafprobleme etwas weniger deutlich ab.

Insgesamt verbesserten sich Häufigkeit und Störungsgrad beider Hauptsymptome Übelkeit und Magenverstimmung stärker bei den ProbandInnen mit Einschlafproblemen als bei denen ohne Einschlafprobleme. Besonders deutlich war der Unterschied hinsichtlich der Häufigkeit und des Störungsgrades der Magenverstimmung, bei denen die ProbandInnen mit Einschlafproblemen in der Summation der prozentualen Veränderungen die stärkste Verbesserung von allen Faktoren erfuhren. Wie es während der Studie zu einer sehr deutlichen Verbesserung der Einschlafprobleme während der Messzeitpunkte T2 und T3 gekommen sein könnte, wurde bereits im ➤ Kap. 6.6.1 angesprochen. Denkbar wäre auch hier, dass durch Linderung der Einschlafprobleme während T2 und T3 auch die nachts unter hormonellem Einfluss stattfindenden regenerativen und reparativen Prozesse, welche einen sehr wichtigen Einfluss auf Erholung, Immunsystem, Reaktions- und Leistungsfähigkeit haben, zu einer stärkeren Verbesserung der Hauptsymptome Übelkeit und Magenverstimmung bei ProbandInnen mit ursprünglichen Einschlafproblemen geführt haben als dies bei den ProbandInnen ohne Einschlafprobleme der Fall war. Auch die angeratene Einschränkung des Kaffeekonsums könnte zur Verbesserung des Einschlafverhaltens beigetragen haben (Magoun, 2007). Dies scheint sich besonders positiv auf das Hauptsymptom Magenverstimmung ausgewirkt zu haben.

6.6.2.12 Durchschlafprobleme

Die Häufigkeit des Hauptsymptoms Übelkeit nahm sowohl bei den ProbandInnen mit als auch bei denen ohne Einschlafprobleme im Gesamtdurchschnitt bezogen auf alle anderen Faktoren mit einer mittleren Deutlichkeit ab. Der Störungsgrad des Hauptsymptoms Übelkeit nahm bei den ProbandInnen mit Durchschlafproblemen etwas deutlicher als bei den ProbandInnen ohne Durchschlafprobleme ab.

Häufigkeit (–58,9 %) und Störungsgrad (–50,6 %) des Hauptsymptoms Magenverstimmung nahmen bei den ProbandInnen mit Durchschlafproblemen im Gesamtdurchschnitt bezogen auf alle anderen Faktoren sehr deutlich und bei den ProbandInnen ohne Einschlafprobleme etwas weniger deutlich ab.

Insgesamt verbesserten sich Häufigkeit und Störungsgrad beider Hauptsymptome Übelkeit und Magenverstimmung deutlicher bei den ProbandInnen mit Durchschlafproblemen als bei den ProbandInnen ohne Durchschlafprobleme. Besonders deutlich war der Unterschied bezüglich der Häufigkeit und des Störungsgrades der Magenverstimmung, bei denen die ProbandInnen mit Durchschlafproblemen in der Summation der prozentualen Veränderungen die zweitstärkste Verbesserung von allen Faktoren erfuhren. Wie es im Verlauf der Studie zu einer Verbesserung der Durchschlafprobleme während der Messzeitpunkte T2 und T3 gekommen sein könnte, wurde ebenfalls bereits im ➤ Kap. 6.6.1 angesprochen sowie im vorangegangenen ➤ Kap. 6.6.2.10 ausführlich behandelt. Die angeratene Einschränkung des Alkoholkonsums könnte zur Verbesserung des Durchschlafverhaltens beigetragen haben (Magoun, 2007). Die ganzheitliche Behandlung scheint sich auch im Zusammenhang mit Durchschlafproblemen besonders positiv auf das Hauptsymptom Übelkeit ausgewirkt zu haben.

6.6.2.13 Rauchen

Die Häufigkeit und der Störungsgrad des Hauptsymptoms Übelkeit nahmen bei den ProbandInnen, die nicht geraucht hatten im Gesamtdurchschnitt bezogen auf alle anderen Faktoren in einer mittleren Deutlichkeit und bei denen, die geraucht hatten, etwas weniger deutlich.

Die Häufigkeit des Hauptsymptoms Magenverstimmung nahm sowohl bei den Rauchern (–43,8 %) als auch bei den Nichtrauchern (–41,7 %) im Gesamtdurchschnitt bezogen auf alle anderen Faktoren sehr deutlich ab. Der Störungsgrad des Hauptsymptoms Magenverstimmung da-

gegen nahm bei den rauchenden und den nichtrauchenden ProbandInnen nahezu gleichverteilt etwas weniger deutlich ab.
Insgesamt verbesserte sich bei den Rauchern und den Nichtrauchern unter den ProbandInnen das Hauptsymptom Magenverstimmung sowohl hinsichtlich der Häufigkeit als auch hinsichtlich des Grades der empfundenen Störung deutlich stärker als das Hauptsymptom Übelkeit, wobei bei den Nichtrauchern eine deutlichere Verbesserung als bei den Rauchern zu beobachten war. Die weniger deutliche Verbesserung bei den Rauchern könnte damit zusammenhängen, dass Rauchen die Intensität bestimmter FD-Symptome verstärken kann (Hilsden et al., 2000).

6.7 Diskussion der Ergebnisse bezüglich der Medikamenteneinnahme während T1–T3

Insgesamt wurden von den ProbandInnen fünf unterschiedliche Medikamente bzw. pflanzliche Heilmittel eingenommen. Vier davon wurden schon Monate vor und auch während der Studie als Dauermedikation eingenommen, wovon jedoch lediglich zwei, nämlich Pantoprazol und Retterspitz die FD-Symptomatik betrafen.
Ein Medikament (Ibuprofen) wurde nur kurzzeitig (insgesamt fünf Tage) wegen temporärer Kopf- und Gliederschmerzen während des Messzeitpunkts T2 eingenommen.
Da vier der fünf Medikamente nicht erst während der Studie, sondern schon mehrere Monate bis Jahre zuvor als Dauermedikation eingenommen wurden, ist es unwahrscheinlich, dass diese Arzneimittel plötzlich zu einer aussagekräftigen Veränderung des Gesundheitszustands und der FD-Symptome der ProbandInnen geführt haben könnten.
Ebenso unwahrscheinlich ist es, dass die nur fünftägige Einnahme des Medikaments Ibuprofen eines Probanden die Ergebnisse der gesamten Studie signifikant verändert haben könnten.

6.8 Abschließende Bemerkungen

Dem Verfasser dieser Studie war es wichtig, die Osteopathie im Sinne einer ganzheitlichen osteopathischen Behandlungsmethode, wie sie vor allem in Europa gelehrt und angewendet wird, zu verstehen und anzuwenden. Unter dieser Prämisse wurden auch die drei osteopathischen Interventionen dieser Studie durchgeführt (Magoun, 2007). Die Erhebung von Daten zu wichtigen Lebensfaktoren vor den osteopathischen Behandlungen durch den spezifischen Anamnesebogen diente der Identifizierung von Lebensgewohnheiten, die einen negativen Einfluss auf die Aufrechterhaltung der Homöostase der ProbandInnen und somit auf die Heilungsmöglichkeit bezüglich ihrer FD-Symptome hätten haben können (Magoun, 2007). In welcher Weise die FD-Erkrankung der ProbandInnen durch Lebensgewohnheiten, wie mangelnde Bewegung, ungesunde Ernährung und schlechte Schlafgewohnheiten, negativ beeinflusst werden kann, wurde mit Erklärungen und Quellen hinreichend belegt.
Dass über 70 % der Betroffenen im spezifischen Anamnesebogen angaben, bisher durch keinerlei Therapien eine Besserung ihrer FD-Symptome erreicht zu haben, verstärkte die Annahme, dass verschiedene Lebensfaktoren der ProbandInnen diesen Krankheitsverlauf begünstigen könnten. Auf diese ProbandInnen ausschließlich durch die Anwendung osteopathischer Techniken einzugehen und keinerlei Interesse an Lebensfaktoren der Probandinnen zu zeigen, die maßgeblich zu ih-

ren FD-Symptomen oder zumindest zur Verhinderung der Heilung dieser Beschwerden beitragen könnten, entspricht nicht der Auffassung eines respektvollen, ernsthaften und integren Umgangs des Verfassers dieser Studie mit PatientInnen bezüglich ihrer Erkrankung, und insbesondere nicht der Ansicht des Verfassers, wie sich eine wirkungsvolle osteopathische Behandlung eines bisher über Jahre therapieresistenten Beschwerdebildes, wie das der FD in dieser Studie, gestalten sollte.
Inwieweit die den ProbandInnen erteilten Ratschläge bezüglich dieser Lebensfaktoren eingehalten wurden, und welche Wirkung sie genau erzielt haben, lässt sich nicht im Detail klären. Dies war auch nicht Ziel dieser Studie. Durch die Auswertung der Ergebnisse des ➤ Kap. 5.4 ergaben sich jedoch interessante Trends, die eine Diskussion bezüglich der Veränderungen bei ProbandInnen mit bestimmten Lebensfaktoren (zu Beginn der Studie), auf welche während der osteopathischen Interventionen beratend eingegangen wurde, zulassen.
So verbesserte sich im Gesamtdurchschnitt – bezogen auf die vor den osteopathischen Behandlungen festgestellten Lebensfaktoren der PatientInnen – das Hauptsymptom Magenverstimmung deutlich stärker als das Symptom Übelkeit. Darüber hinaus verbesserte sich im Gesamtdurchschnitt, und dabei wiederum besonders in Bezug auf das Hauptsymptom Magenverstimmung, der Zustand derjenigen ProbandInnen, die sich laut Angaben im spezifischen Anamnesebogen eher ungesund ernährten und Schlafprobleme hatten. Von diesem Trend – dass sich der Zustand offenbar eher ungesund Lebender deutlicher verbesserte als der der anscheinend gesund Lebenden – ausgenommen war die Verbesserung der vermeintlich gesunder lebenden ProbandInnen, die Sport trieben, nicht rauchten und keine gesüßten Getränke konsumiert hatten. Etwas weniger deutlich waren die Ergebnisse bezüglich der Fleisch und Alkohol konsumierenden ProbandInnen, bei denen sich die Besserungen bezüglich Häufigkeit und Störungsgrad in einigen Fällen auf die Übelkeit, in anderen Fällen auf die Magenverstimmung verteilten. Die über 40-jährigen ProbandInnen verbesserten sich etwas deutlicher als die unter 40-Jährigen und Frauen etwas deutlicher als Männer, was sich bei beiden Faktoren vor allem beim Hauptsymptom Magenverstimmung darstellte.
Insgesamt lassen diese Ergebnisse die Annahme zu, dass sich die unterstützende Beratung bezüglich der Lebensfaktoren besonders positiv auf diejenigen ProbandInnen auswirkte, die einen vermeintlich ungesunden Lebensstil und dies besonders in den Bereichen Ernährung, Genussmittelkonsum und Schlafverhalten pflegten.
Es wurde in der vorliegenden Studie bewusst darauf verzichtet, nach Beendigung der Behandlungen erneut Daten anhand von Fragebögen zu erheben, die hätten darstellen können, inwieweit sich die besprochenen Lebensfaktoren bei den ProbandInnen während der Studie verändert haben, da es nicht Ziel der Studie war, die Veränderbarkeit von Lebensfaktoren zu untersuchen, sondern die Beeinflussung von Symptomen und dem Gesundheitszustand von PatientInnen mit FD. Die Erhebung der Daten zu wichtigen Lebensfaktoren diente lediglich dem besseren Verständnis und der effektiveren Behandlung der FD-Betroffenen im Sinne einer ganzheitlichen osteopathischen Behandlung.
Die aufgezeigten positiven Veränderungen des Gesundheitszustands der PatientInnen, der Häufigkeit, mit der die FD-Symptome auftraten sowie des Grades der Störung durch die FD-Symptome haben deutlich gemacht, dass ein spezifisches osteopathisches Behandlungskonzept durchaus Einfluss auf die Beschwerdesymptomatik (nach ROM-III-Klassifikation) sowie die Lebensqualität von PatientInnen mit funktioneller Dyspepsie haben kann.
Damit stellen osteopathische Interventionen eine vielversprechende Therapiealternative und Ergänzung der bisher vorherrschenden schulmedizinischen Therapieformen dar.
Nachdem vorstehend die in dieser Arbeit generierten Ergebnisse eingehend diskutiert und erläutert wurden, sollen im folgenden Kapitel noch einmal alle Schritte, die zu der vorliegenden Studie geführt haben, sowie deren Durchführung und Ergebnisse kurz zusammengefasst werden.

7 Zusammenfassung und Ausblick

Ziel der vorliegenden pragmatischen klinischen Interventionsstudie war es, den Einfluss osteopathischer Interventionen auf die Beschwerdesymptomatik (nach ROM-III-Klassifikation) sowie die Lebensqualität bei PatientInnen mit funktioneller Dyspepsie zu untersuchen.
Hierzu wurde zunächst ein theoretischer Rahmen erstellt, welcher dazu diente, dem Leser das Krankheitsbild der funktionellen Dyspepsie sowie diagnostische Kriterien der FD nach der ROM-III-Klassifikation näherzubringen. Darüber hinaus wurden die Epidemiologie inklusive möglicher Faktoren für das Auftreten von FD sowie die Pathogenese und Pathophysiologie der FD erläutert. Abgerundet wurde die theoretische Einführung durch eine kurze Darstellung der bisherigen Diagnostik und Therapie der FD sowohl aus schulmedizinischer als auch aus osteopathischer Sicht.
Sodann galt es, die aufgestellten Hypothesen mit Hilfe einer klinischen Interventionsstudie empirisch zu verifizieren bzw. zu widerlegen, was in ersterem Fall dazu führen könnte, dass die Osteopathie künftig verstärkt als komplementäre Behandlungsmethode berücksichtigt und die interdisziplinäre Zusammenarbeit bezüglich der FD intensiviert würden.
Der Ablauf der klinischen Interventionsstudie unterteilte sich in drei Abschnitte, um den Zustand und die Veränderung der ProbandInnen in Bezug auf ihre FD-Symptome und ihre Lebensqualität vor (T1), während (T2) und nach den osteopathischen Behandlungen festzustellen. Dies erfolgte anhand von neun Messungen mit Hilfe der Fragebögen SF-LDQ und EQ-5D-3L, welche alle zwei Wochen durchgeführt wurden. Die ersten drei Messungen fanden vor den osteopathischen Interventionen statt und ergaben in ihrer Summation den Zustand der ProbandInnen vor der Beeinflussung durch osteopathische Interventionen (T1). Die zweiten drei Messungen fanden jeweils 14 Tage nach der ersten, zweiten, und dritten osteopathischen Intervention statt und ergaben in ihrer Summation den Zustand der ProbandInnen während der Beeinflussung durch osteopathische Interventionen (T2). Die letzten drei Messungen erfolgten im Anschluss an die osteopathischen Interventionen und ergaben in ihrer Summation den Zustand der ProbandInnen nach der Beeinflussung durch osteopathische Interventionen (T3).
Anhand des Fragebogens SF-LDQ wurden die für eine FD charakteristischen Symptome Magenverstimmung, Übelkeit und Aufstoßen – und zur Feststellung einer Überschneidung mit funktionellen gastroösophagealen Störungen – das Symptom Herzbrennen untersucht. Hinsichtlich des allgemeinen Gesundheitszustands wurden mit Hilfe des EQ-5D-3L-Fragebogens einerseits die Gesamteinschätzung des Gesundheitszustands und andererseits die Einschränkung der Beweglichkeit bzw. Mobilität, die Fähigkeit, für sich selbst zu sorgen und alltägliche Tätigkeiten durchzuführen und die Behinderung durch Schmerzen bzw. körperliche Beschwerden sowie durch Angst oder Niedergeschlagenheit erhoben. Und schließlich war es für die vorliegende Studie von Bedeutung, welche Medikamente für welche Beschwerden oder welche Erkrankung in welcher Menge eingenommen wurden, ob diese Medikation im Verlauf der Studie verändert wurde und ob die eingenommenen Medikamente die Ergebnisse dieser Studie bedeutend beeinflusst haben könnten.
Im Rahmen der osteopathischen Interventionen wurde eine ProbandInnengruppe von 6 männlichen und 12 weiblichen PatientInnen nach erfolgter Anamnese eingehend untersucht und im Anschluss daran im Sinne einer ganzheitlichen osteopathischen Therapie nach dem Black-Box-Prin-

Funktionelle Dyspepsie. http://dx.doi.org/10.1016/B978-3-437-24276-2.00007-6

zip behandelt. Gleichzeitig erfolgte eine Beratung bezüglich der zuvor anhand des spezifischen Anamnesebogens evaluierten Gesundheitsfaktoren.

Im Verlauf der Studie hat sich bei allen untersuchten Symptomen eine deutlich Besserung gezeigt, und zwar sowohl im Hinblick auf die Häufigkeit des Auftretens als auch auf den Grad der Störung durch das Auftreten des jeweiligen Symptoms.

Am deutlichsten und damit signifikant war die Verbesserung im Hinblick auf die Häufigkeit der Magenverstimmung (von T1 zu T3 um 41,6 Prozentpunkte) und die Häufigkeit der Übelkeit (von T1 zu T3 um 26,2 Prozentpunkte). Aber auch die Häufigkeit des Symptoms Aufstoßen zeigte eine signifikante Besserung (von T1 zu T3 um 29,4 Prozentpunkte), während sich für das Symptom Herzbrennen lediglich eine geringfügige Verbesserung der Häufigkeit ergab (von T1 zu T3 um 13,5 Prozentpunkte). Die Verbesserung des Störungsgrads viel ebenfalls deutlich aus. Er reduzierte sich bei den Symptomen Magenverstimmung (von T1 zu T3 um 38,0 Prozentpunkte), Übelkeit (von T1 zu T3 um 22,9 Prozentpunkte) und Aufstoßen (von T1 zu T3 um 22,9 Prozentpunkte) signifikant. Und auch der Störungsgrad des Symptoms Herzbrennen zeigte eine deutliche (von T1 zu T3 um 15,4 Prozentpunkte) jedoch nicht signifikante Verbesserung. Die seltene Angabe des Symptoms Herzbrennen in der vorliegenden Studie wies weiterhin auf eine lediglich geringe Koexistenz des gastroösophagealen Refluxsyndroms bei vorherrschenden FD-Symptomen hin.

Es kann von noch deutlicheren Verbesserungen ausgegangen werden, wenn sich die Grundgesamtheit der ProbandInnen nicht im Verlauf der Untersuchungszeitpunkte T2 zu T3 von 18 auf 16 reduziert hätte.

Eine weitere deutliche Verbesserung zeigte sich auch in der Tatsache, dass die ProbandInnen, die sich vor der Behandlung zu 88,9 % durch die angegebenen Symptome gestört gefühlt hatten, zum Messpunkt T3 im Durchschnitt eine um 20,2 Prozentpunkte verringerte Störung angaben.

Die Auswertung des Formulars bezüglich der Medikamenteneinnahme während der Studie hat ergeben, dass vorwiegend Medikamente zur Dauermedikation eingenommen wurden, wovon überhaupt nur zwei im Zusammenhang mit der FD-Symptomatik stranden, und dass diese Medikamenteneinnahme in den meisten Fällen bereits seit vielen Monaten bzw. Jahren vor Beginn der Studie erfolgt war. Hierdurch kann eine aussagekräftige Beeinflussung der Ergebnisse der gesamten Studie durch die eingenommenen Medikamente mit an Sicherheit grenzender Wahrscheinlichkeit ausgeschlossen werden.

Die vorstehenden Ergebnisse verifizieren die eingangs formulierte Hypothese, dass osteopathische Interventionen bei PatientInnen, die unter funktioneller Dyspepsie leiden, zu einer signifikanten Beeinflussung ihrer Beschwerdesymptomatik (nach ROM-III-Klassifikation) führen.

Auch im Hinblick auf die zweite Hypothese, derzufolge osteopathische Interventionen bei PatientInnen, die unter funktioneller Dyspepsie leiden, zu einer signifikanten Beeinflussung ihrer Lebensqualität führen, konnte verifiziert werden: Zwischen den Untersuchungszeitpunkten T1 und T3 ergab sich eine Verbesserung des allgemeinen Gesundheitszustands um 25,3 Prozentpunkte, was einer durchschnittlichen Signifikanz von ,004 entsprach. Auch die ermittelte Häufigkeit der Einschränkung (0 = min./100 = max. Einschränkung) der einzelnen, im Zusammenhang mit dem allgemeinen Gesundheitszustand betrachteten Komponenten Beweglichkeit/Mobilität, Fähigkeit, alltägliche Tätigkeiten auszuführen, Behinderung durch Schmerzen/körperliche Beschwerden sowie durch Angst/Niedergeschlagenheit nahm von T1 zu T2 und von T1 zu T3 signifikant ab. Auch die Häufigkeit der Einschränkung der Fähigkeit, sich selbst zu versorgen, nahm deutlich von T1 zu T2 und von T1 zu T3 ab. Allerdings ergab sich hierbei keine Signifikanz, da diese Gesundheitskomponente äußerst selten angeführt wurde.

Diese Ergebnisse könnten darauf hinweisen, dass die osteopathischen Interventionen einen deutlich positiven Einfluss auf die Fähigkeiten der behandelten FD-PatientInnen hatten, nicht nur ihrer Arbeit und ihren alltäglichen Verpflichtungen, sondern auch ihren persönlichen Interessen und Hobbys wieder stärker nachzugehen, was bei den Betroffenen zu mehr Lebensqualität und Freude am Leben geführt haben dürfte (Moser, 2007).

Die Auswertung der Veränderungen der am meisten störenden Symptome Magenverstimmung und Übelkeit sowie des Gesamtgesundheitszustands bezogen auf die vor den osteopathischen Behandlungen festgestellten Lebensfaktoren der PatientInnen ergab eine deutlichere Verbesserung des Hauptsymptoms Magenverstimmung gegenüber Übelkeit. Darüber hinaus verbesserte sich im Gesamtdurchschnitt, und dabei wiederum besonders in Bezug auf das Hauptsymptom Magenverstimmung, der Zustand derjenigen ProbandInnen, die sich laut Angaben im spezifischen Anamnesebogen eher ungesund ernährten und Schlafprobleme hatten. Von diesem Trend – dass sich der Zustand offenbar eher ungesund Lebender deutlicher verbesserte als der der anscheinend gesund Lebenden – ausgenommen war die Verbesserung der vermeintlich gesunder lebenden ProbandInnen, die Sport trieben, nicht rauchten und keine gesüßten Getränke konsumiert hatten. Etwas weniger deutlich waren die Ergebnisse bezüglich der Fleisch und Alkohol konsumierenden ProbandInnen, bei denen sich die Besserungen bezüglich Häufigkeit und Störungsgrad in einigen Fällen auf die Übelkeit, in anderen Fällen auf die Magenverstimmung verteilten. Die über 40-jährigen ProbandInnen verbesserten sich etwas deutlicher als die unter 40-Jährigen und Frauen etwas deutlicher als Männer, was sich bei beiden Faktoren vor allem beim Hauptsymptom Magenverstimmung darstellte.

Der Gesamtgesundheitszustand bezogen auf die vor den osteopathischen Behandlungen festgestellten Lebensfaktoren der PatientInnen verbesserte sich hingegen insbesondere bei ProbanInnen mit Einschlafproblemen (+32,5 %), Durchschlafproblemen (+32,3 %), den Rauchern (+31,3 %) und den Kaffeetrinkern (+30,5 %).

Insgesamt lassen diese Ergebnisse die Annahme zu, dass sich die unterstützende Beratung bezüglich der Lebensfaktoren besonders positiv auf diejenigen ProbandInnen auswirkte, die zu Studienbeginn einen vermeintlich ungesunden Lebensstil und dies besonders in den Bereichen Ernährung, Genussmittelkonsum und Schlafverhalten pflegten.

Die Ergebnisse der vorliegenden Studie bestätigen somit den positiven Effekt einer ganzheitlichen osteopathischen Therapie bei PatientInnen, die unter FD-Symptomen leiden. Dennoch bleibt abzuwarten, inwieweit diese Ergebnisse künftig zu einer intensiveren interdisziplinären Zusammenarbeit zwischen Schulmedizin und Osteopathie und der verstärkten Berücksichtigung als komplementäre Behandlungsmethode führen wird.

Trotz der nachgewiesenen positiven Ergebnisse muss einschränkend konstatiert werden, dass im Rahmen der vorliegenden Studie zwar deutliche Verbesserungen sowohl der FD-Symptome als auch des damit möglicherweise im Zusammenhang stehenden allgemeinen Gesundheitszustands der ProbandInnen erzielt werden konnten, dass diese Studie aufgrund der geringen Stichprobengröße jedoch nicht aussagekräftig genug ist.

Auf diesem Feld bedarf es künftig weiterer intensiver Forschung. Hierbei sollten sowohl die Stichprobe vergrößert als auch weitere Variablen miteinbezogen werden. In diesem Zusammenhang sollte zum einen auch untersucht werden, ob osteopathische Interventionen ohne Analyse von Lebensfaktoren und adäquater Beratung zu einer Verbesserung der Symptomatik und Lebensqualität führen können, bzw. ob Analyse und Beratung bezüglich der Lebensfaktoren ohne osteopathische Interventionen eine solche Verbesserung bewirken können, und schließlich sollten die Ergebnisse beider Untersuchungen einander gegenübergestellt werden. Auch die Ursachen, welche zu FD führen, sowie weitere Therapiemöglichkeiten sind längst noch nicht ausreichend untersucht. Beispielsweise sollten die vielversprechenden Studien, die sich bisher mit der möglichen Beeinflussung der FD durch Psychotherapie und Hypnotherapie befasst haben, durch weitere Studien abgeklärt und untermauert werden.

Die zuvor beschriebenen osteopathischen Interventionen zielten darauf ab, nicht nur eine Besserung von bereits bestehenden Symptomen zu erreichen, sondern die PatientInnen für die eigene Person sowie für Ihre Umgebung zu sensibilisieren und sie so in die Lage zu versetzen, Überlastungen, Überforderungen und sich möglicherweise negativ auswirkende Lebensgewohnheiten rechtzeitig wahrzunehmen und diesen bewusst entgegenzusteuern. Auch diese Maßnahmen haben das Potenzial im Sinne einer ganzheitlichen Therapie künftig zu einer weitreichenden Verbesserung von FD-Symptomen sowie des allgemeinen Gesundheitszustands beizutragen.

8 Literaturverzeichnis

Agreus, L., Svardsudd, K., Nyren, O., Tibblin, G. (1994). The epidemiology of abdominal symptoms: prevalence and demographic characteristics in a Swedish adult population. A report from the Abdominal Symptom Study. Scandinavian Journal of Gastroenterology, 29, S. 102–109.

Agreus, L., Svardsudd, K., Nyren, O., Tibblin, G. (1995). Irritable bowel syndrome and dyspepsia in the general population: overlap and lack of stability over time. Journal of Gastroenterology, 109, S. 671–680.

Agur, A., Moore, K. (2006). Essential Clinical Anatomy, 3. Aufl., Philadelphia, PA: Lippincott, Williams & Wilkins.

Akamizu, T., Iwakura, H., Ariyasu, H., Hosoda, H., Murayama, T., Yokode, M., et al. (2008). Repeated administration of ghrelin to patients with functional dyspepsia: its effects on food intake and appetite. European Journal of Endocrinology, 158, S. 491–498.

Ang, T., Fock, K., Teo, E., Chan, Y., Ng, T., Chua, T., Tan, J. (2006). Helicobacter pylori eradication versus prokinetics in the treatment of functional dyspepsia: a randomized, double-blind study. Journal of Gastroenterology, 41, S. 647–653.

Armstrong, D. (1996). Helicobacter pylori infection and dyspepsia. Scandinavian Journal of Gastroenterology – Supplement, 215, S. 38–47.

Aro, P., Talley, N., Ronkainen, K., Storskrubb, T., Vieth, M., Johansson, S.-E., et al. (2009). Anxiety Is Associated With Uninvestigated and Functional Dyspepsia (Rome III Criteria) in a Swedish Population-Based Study. Journal of Gastroenterology, 137, S. 94–100.

arznei-telegramm®. (2008). Therapie der Dyspepsie (I). arznei-telegramm® 39(8), S. 82–85.

Aziz, Q., Thompson, D.G. (1998). Brain-gut axis in health and disease. Journal of Gastroenterology, 114, S. 559–578.

Azpiroz, F., Malagelada, J.R. (1987). Gastric tone measured by an electronic barostat in health and postsurgical gastroparesis. Journal of Gastroenterology, 92, S. 934–943.

Azpiroz, F., Eck, P., Whitehead, W.E. (2002). Anorectal functional testing: review of collective experience. American Journal of Gastroenterology, 97, S. 232–240.

Baker, G., Fraser, R., Young, G. (2006). Subtypes of functional dyspepsia. World Journal of Gastroenterology 12(17), S. 2,667–2,671.

Barbera, R., Feinle, C., Read, N. (1995a). Abnormal sensitivity to duodenal lipid infusion in patients with functional dyspepsia. European Journal of Gastroenterology and Hepatology, 7, S. 1,051–1,057.

Barbera, R., Feinle, C., Read, N.W. (1995b). Nutrient-specific modulation of gastric mechanosensitivity in patients with functional dyspepsia. Digestive Diseases and Sciences, 40, S. 1,636–1,641.

Barral, J.-P. (2006). Die Botschaften unseres Körpers: Ganzheitliche Gesundheit ohne Medikamente, Marbach/Neckar: Südwest Verlag.

Barral, J.-P., Mercier, P. (2004). Lehrbuch der viszeralen Osteopathie, Band 1, 2. Aufl., München: Elsevier.

Batra, A. (2000). Tabakabhängigkeit: Biologische und psychosoziale Entstehungsbedingungen und Therapiemöglichkeiten, Darmstadt: Steinkopf Verlag.

Beck, A.-K. (2011). Das autonome Nervensystem in der Osteopathie: Überblick über die therapeutischen Optionen. Osteopathische Medizin, 3, S. 23–25.

Beglinger, C. (2012). Funktionelle Dyspepsie [Präsentationsfolie]. Genommen von http://www.unispital-basel.ch/fileadmin/podcast/medart12/_Folien_PDFs/22_Freitag/SAL%20Dyspepsie%20Beglinger.pdf.

Bensoussan, A., Talley, N., Hing, M., Menzies, R., Guo, A., Ngu, M. (1998). Treatment of irritable bowel syndrome with Chinese herbal medicine: a randomized controlled trial. Journal of the American Medical Association, 280(18), S. 1,585–1,589.

Bernersen, B., Johnsen, R., Straume, B. (1996). Non-ulcer dyspepsia and peptic ulcer: the distribution in a population and their relation to risk factors. Gut, 38, S. 822–825.

Funktionelle Dyspepsie. http://dx.doi.org/10.1016/B978-3-437-24276-2.00008-8

Bisschops, R., Karamanolis, G., Arts, J., Caenepeel, P., Verbeke, K., Janssens, J., Tack, J. (2008). Relationship between symptoms and ingestion of a meal in functional dyspepsia. Gut, 57(11), S. 1,495–1,503.

Blech, J. (2011). Heilen mit Bewegung. Wie Sie Krankheiten besiegen und Ihr Leben verlängern, 4. Aufl., Frankfurt: Fischer.

Boekema, P., Samsom, M., van Berge Henegouwen, G., Smout, A. (1999). Coffee and gastrointestinal function: facts and fiction. A review. Scandinavian Journal of Gastroenterology – Supplement, 34, S. 35–39.

Brazzo, M. (2004). Viszerale Automobilisation: Osteopathie für die inneren Organe, München: Elsevier.

Bundesärztekammer in Zusammenarbeit mit der Kassenärztlichen Bundesvereinigung. (2001). Frei von Tabak: Ein Stufenprogramm zur Raucherberatung und Rauchertherapie in der Arztpraxis, Köln: Bundesärztekammer.

Burns, L. (1907). Viscero-somatic and somato-visceral spinal reflexes. Journal of the American Osteopathic Association, 1907. S. 7–51.

Caballero-Plasencia, A., Sofos-Kontoyannis, S., Valenzuela-Barranco, M., Martin-Ruiz, J., Casado-Caballero, F., Lopez-Manas, J. (1999). Irritable bowel syndrome in patients with dyspepsia: a community-based study in southern Europe. European Journal of Gastroenterology and Hepatology, 11, S. 517–522.

Caldarella, M., Azpiroz, F., Malagelada, J. (2003). Antrofundic dysfunctions in functional dyspepsia. Journal of Gastroenterology, 124, S. 1,220–1,229.

Calvert, E., Houghton, L., Cooper, P., Morris, J., Whorwell, P. (2002). Long-term improvement in functional dyspepsia using hypnotherapy. Journal of Gastroenterology, 123(6), S. 1,778–1,785.

Camilleri, M., Brown, M. L., Malagelada, J. R. (1986). Relationship between impaired gastric emptying and abnormal gastrointestinal motility. Journal of Gastroenterology, 91, S. 1,765–1,773.

Camilleri, M., Coulie, B., Tack, J. (2001). Visceral hypersensitivity: Facts, speculations and challenges. Gut, 48, S. 125–131.

Campbell, C. & Campbell, T. (2011). China Study: Die wissenschaftliche Begründung für eine vegane Ernährungsweise, 2. Aufl., München: Verlag Systemische Medizin.

Carvalho, R., Lorena, S., Almeida, J., Mesquita, M. (2010). Food intolerance, diet composition, and eating patterns in functional dyspepsia patients. Digestive Diseases and Sciences, 55, S. 60–65.

Chanatrirattanapan, R., Gonlachanvit, S. (2006). Effects of Helicobacter pylori eradication on proximal gastric motor functions in Helicobacter pylori associated functional dyspepsia patients. Thai Journal of Gastroenterology, 7, S. 151–156.

Chang, F.-Y., Chen, P.-H., Wu, T.-C., Pan, W.-H., Chang, H.-Y., Wu, S.-J., et al. (2012). Prevalence of functional gastrointestinal disorders in Taiwan: questionnaire-based survey for adults based on the Rome III criteria. Asia Pacific Journal of Clinical Nutrition, 21(4), S. 594–600.

Chang, Y., Min, S., Kim, K., Han, Y.-S., Lee, J.-H., Dong, S.-H., et al. (2003). Delta (13)C-urea breath test value is a useful indicator for Helicobacter pylori eradication in patients with functional dyspepsia. Journal of Gastroenterology and Hepatology, 18, S. 726–731.

Chauffour, P., Prat, E. (2002). Mechanical Link: Fundamental Principles, Theory, and Practice Following an Osteopathic Approach, Berkeley: North Atlantic Books.

Chawla, S., Grunberg, S., Gralla, R., Hesketh, P., Rittenberg, C., Elmer, M., et al. (2003). Establishing the dose of the oral NK1 antagonist aprepitant for the prevention of chemotherapy-induced nausea and vomiting. Cancer, 97(9), S. 2,290–2,300.

Chen, T., Lee, Y., Chang, F., Wu, H., Lee, S. (2006). Psychosocial distress is associated with abnormal gastric myoelectrical activity in patients with functional dyspepsia. Scandinavian Journal of Gastroenterology, 41, S. 791–796.

Cheng, C., Hui, W., Lam, S. (1999). Coping style of individuals with functional dyspepsia. Psychosomatic Medicine, 61, S. 789–795.

Cheng, C., Hui, W., Lam, S. (2004). Psychosocial factors and perceived severity of functional dyspeptic symptoms: a psychosocial interactionist model. Psychosomatic Medicine, 66, S. 85–91.

Choo, K., Choi, M., Choi, H., Lee, D., Kim, J., Kim, S., et al. (2000). The prevalences of gastrointestinal symptoms in a rural community in Korea [Abstract]. Korean Journal of Gastroenterology and Motility, 6, S. 31–43.

Chou, L., Wu, C., Chen, H., Chang, C., Wong, P., Ko, C., Chen, G. (2001). The Correlation of depression and gastric dysrhythmia in functional dyspepsia. Journal of Clinical Gastroenterology, 33, S. 127–131.

Coffin, B., Bouhassira, D., Chollet, R., Fraitag, B., De Meynard, C., Geneve, J., et al. (1996). Effect of the kappa agonist fedotozine on perception of gastric distension in healthy humans. Alimentary Pharmacology & Therapeutics, 10(6), S. 919–925.

Creed, F., Fernandes, L., Guthrie, E., Palmer, S., Ratcliffe, J., Read, N., et al. (2003). The cost-effectiveness of psychotherapy and paroxetine for severe irritable bowel syndrome. Journal of Gastroenterology, 124, S. 303–317.

Davis, R., Clench, M., Mathias, J. (1988). Effects of domperidone in patients with chronic unexplained upper gastrointestinal symptoms: a double-blind, placebo-controlled study. Digestive Diseases and Sciences, 33(12), S. 1,505–1,511.

Delbrück, H., Haupt, E. (Hrsg.) (1998). Rehabilitationsmedizin: Ambulant, Teilstationär, Stationär, München: Urban und Schwarzenberg.

Delgado-Aros, S., Chial, H., Camilleri, M., Szarka, L., Weber, F., Jacob, J., et al. (2003). Effects of a kappa-opioid agonist, asimadoline, on satiation and GI motor and sensory functions in humans. American Journal of Physiology: Gastrointestinal and Liver Physiology, 284(4), S. G5 58–66.

Demarchi, B., Vos, R., Deprez, P., Janssens, J., Tack, J. (2004). Influence of a lipase inhibitor on gastric sensitivity and accommodation to an orally ingested meal. Alimentary Pharmacology & Therapeutics, 19, S. 1,261–1,268.

Drings, P. (1995). Tumoren als Folge des Rauchens. Zeitschrift für ärztliche Fortbildung, 89, S. 447–458.

Drossman, D. (1998). Presidential address: gastrointestinal illness and the biopsychosocial model. Psychosomatic Medicine, 60, S. 258–267.

Drossman, D. (2005). Brain imaging and its implications for studying centrally targeted treatments in IBS: a primer for gastroenterologists. Gut, 54, S. 569–573.

Drossman, D. (2006). The functional gastrointestinal disorders and the Rome III process. Journal of Gastroenterology, 130, S. 1,377–1,390.

Drossman, D., Dumitrascu, D. (2006). Rome III: New Standard for Functional Gastrointestinal Disorders. Journal of Gastrointestinal and Liver Diseases,15, S. 237–241.

Drossman, D., Corazziari, E., Delvaux, M., Spiller, R., Talley, N., Thompson, W., Whitehead, W. (Hrsg.) (2006). Rome III: The Functional Gastrointestinal Disorders, 3. Aufl., McLean, VA: Degnon Associates, Inc.

Drossman, D., Li, Z., Andruzzi, E., Temple, R., Talley, N., Thompson W., et al. (1993). U. S. householder survey of functional gastrointestinal disorders. Prevalence, sociodemography, and health impact. Digestive Diseases and Sciences, 38, S. 1,569–1,580.

Drossman, D., Toner, B., Whitehead, W., Diamant, N., Dalton, C., Duncan, S., et al. (2003). Cognitive-behavioral therapy vs. education and desipramine vs. placebo for moderate to severe functional bowel disorders. Journal of Gastroenterology, 125, S. 19–31.

Duden Online (2013). Peptid, das. Genommen von http://www.duden.de/rechtschreibung/Peptid.

Eckart, W. (2009). Geschichte der Medizin. Fakten, Konzepte, Haltungen, 6. Aufl., Heidelberg: Springer Medizin Verlag.

Eggert, J. (2005). Das biopsychosoziale Krankheitsmodell. Psychologische Medizin, 16(2), S. 3–12.

Elta, G., Behler, E., Colturi, T. (1990). Comparison of coffee intake and coffee-induced symptoms in patients with duodenal ulcer, nonulcer dyspepsia and normal controls. American Journal of Gastroenterology, 85, S. 660–673.

Engel, G. (1977). The need for a new medical model: a challenge for biomedicine. Science, 196, S. 129–136.

Engel, G. (1980). The clinical application of the biopsychosocial model. American Journal of Psychiatry, 147, S. 535–544.

Feinle, C., Read, N. (1996). Ondansetron reduces nausea induced by gastroduodenal stimulation without changing gastric motility. American Journal of Physiology, 271, S. G591–G597.

Feinle, C., D'Amato, M., Read, N. (1996). Cholecystokinin-A receptors modulate gastric sensory and motor responses to gastric distension and duodenal lipid. Journal of Gastroenterology, 110, S. 1,379–1,385.

Feinle, C., Meier, O., Otto, B., D'Amato, M., Fried, M. (2001a). Role of duodenal lipid and cholecystokinin A receptors in the pathophysiology of functional dyspepsia. Gut, 48, S. 347–355.

Feinle, C., Rades, T., Otto, B., Fried, M. (2001b). Fat digestion modulates gastrointestinal sensations induced by gastric distention and duodenal lipid in humans. Journal of Gastroenterology, 120, S. 1,100–1,107.

Feinle-Bisset, C., Meier, B., Fried, M., Beglinger, C. (2003). Role of cognitive factors in symptom induction following high and low fat meals in patients with functional dyspepsia. Gut, 52, S. 1,414–1,418.
Feinle-Bisset, C., Vozzo, R., Horowitz, M., Talley, N. (2004). Diet, food intake, and disturbed physiology in the pathogenesis of symptoms in functional dyspepsia. American Journal of Gastroenterology, 99, S. 170–181.
Ferrie, J., Shipley, M., Cappuccio, F., Brunner, E., Miller, M., Kumari, M., Marmot, M. (2007). A Prospective Study of Change in Sleep Duration: Associations with Mortality in the Whitehall II Cohort. Sleep, 30(12), S. 1,659–1,666.
Figuerola Foix, L. (2010). Osteopathic approach to functional dyspepsia (unveröffentlichte Masterarbeit). Escola d'Osteopatia de Barcelona (EOB), Spanien.
Filipovic, B., Randjelovic, T., Kovacevic, N., Milinić, N., Markovic, O., Gajić, M., Filipović, B. (2011). Laboratory parameters and nutritional status in patients with functional dyspepsia. European Journal of Internal Medicine, 22, S. 300–304.
Finet, G., Williame, C. (2000). Treating visceral dysfunction: an osteopathic approach to understanding and treating the abdominal organs, Portland OR: Stillness Press.
Fischler, B., Vandenberghe, J., Persoons, P., De Gucht, V., Broekaert, D., Luyckx, K., Tack, J. (2003). Evidence-based subtypes in functional dyspepsia with confirmatory factor analysis: Psychosocial and physiopathological correlates. Journal of Gastroenterology, 124, S. 903–910.
Fraitag, B., Homerin, M., Hecketsweiler, P. (1994). Double-blind dose-response multicenter comparison of fedotozine and placebo in treatment of nonulcer dyspepsia. Digestive Diseases and Sciences, 39, S. 1,072–1,077.
Fraser, A., Delaney, B. C., Ford, A. C., Qume, M. Moayyedi, P. (2007). The Short-Form Leeds Dyspepsia Questionnaire validation study. Alimentary Pharmacology & Therapeutics, 25, S. 477–486.
Friedlander, P. (1959). Food and indigestion. An investigation of possible relationships. British Medical Journal, 2, S. 1,454–1,458.
Frieling, T. (2011). Funktionelle gastrointestinale Erkrankungen und Alter. Zeitschrift für Gastroenterologie, 49(1), S. 47–53.
Frieling, T., Enck, P., Lübke, H., Strohmeyer, G. (1992). Diagnostik gastrointestinaler Funktionsstörungen. Deutsche Medizinische Wochenschrift, 117, S. 349–357.
Futagami, S., Shimpuku, M., Yamawaki, H., Izumi, N., Kodaka, Y., Nagoya, H., et al. (2013). Sleep disorders in functional dyspepsia and future therapy. Journal of Nippon Medical School, 80(2), S. 104–109.
Galligan, J., Vanner, S. (2005). Basic and clinical pharmacology of new motility promoting agents. Neurogastroenterology & Motility, 17, S. 643–653.
Geeraerts, B., Tack, J. (2008). Functional dyspepsia: past, present, and future. Journal of Gastroenterology, 43, S. 251–255.
Geeraerts, B., Vandenberghe, J., Van Oudenhove, L., Gregory, L., Aziz, Q., Dupont, P., et al. (2005). Influence of experimentally induced anxiety on gastric sensorimotor function in humans. Journal of Gastroenterology, 129, S. 1,437–1,444.
Gellhorn, E. (1957). Autonomic Imbalance and the Hypothalamus, Minneapolis MN: University of Minnesota Press.
Ghoshal, U., Singh, R., Chang, F.-Y., Hou, X., Wong, B., Kachintorn, U. (2011). Epidemiology of Uninvestigated and Functional Dyspepsia in Asia: Facts and Fiction. Journal of Neurogastroenterology and Motility, 17(3), S. 235–244.
Gilja, O., Hausken, T., Wilhelmsen, I., Berstad, A. (1996). Impaired accommodation of proximal stomach to a meal in functional dyspepsia. Digestive Diseases and Sciences, 41, S. 689–696.
Gonlachanvit, S., Mahayosnond, A., Kullavanijaya, P. (2009). Effects of chili on postprandial gastrointestinal symptoms in diarrhoea predominant irritable bowel syndrome: evidence for capsaicin-sensitive visceral nociception hypersensitivity. Neurogastroenterology & Motility, 21, S. 23–32.
Grundmann, E. (1986). Spezielle Pathologie. Lehrbuch, 7. Aufl., München: Urban und Schwarzenberg.
Gschwantler, M. (2005, 3. Dezember). Funktionelle Dyspepsie und NSAR. Referat gehalten bei der Fortbildungsveranstaltung der Österreichischen Gesellschaft für antimikrobielle Chemotherapie, „Update Helicobacter pylori", Wien, Österreich.

Gudjónsson, H., Oddsson, E., Björnsson, S., Gunnlaugsson, O., Theodors, A., Jónasson, T. A., et al. (1993). Efficacy of sucralfate in treatment of non-ulcer dyspepsia. A double-blind placebo-controlled study. Scandinavian Journal of Gastroenterology, 28, S. 969–972.

Gururatsakul, M., Holloway, R., Adam, B., Liebregts, T., Talley, N., Holtmann, G. (2010). The ageing gut: diminished symptom response to a standardized nutrient stimulus. Neurogastroenterology & Motility, 22, S. 246–277.

Gwee, K., Teng, L., Wong, R., Ho, K., Sutedja, D., Yeoh, K. (2009). The response of Asian patients with functional dyspepsia to eradication of Helicobacter pylori infection. European Journal of Gastroenterology and Hepatology, 21, S. 417–424.

Haag, S., Andrews, J., Gapasin, J., Gerken, G., Keller A., Holtmann, G. (2011). A 13-nation population survey of upper gastrointestinal symptoms: prevalence of symptoms and socioeconomic factors. Alimentary Pharmacology & Therapeutics, 33, S. 722–729.

Hamilton, J., Guthrie, E., Creed, F., Thompson, D., Tomenson, B., Bennett, R., et al. (2000). A randomized controlled trial of psychotherapy in patients with chronic functional dyspepsia. Journal of Gastroenterology, 119(3), S. 666–669.

Haug, T., Wilhelmsen, I., Ursin, H., Berstad, A. (1995). What are the Real Problems for Patients with Functional Dyspepsia? Scandinavian Journal of Gastroenterology, 30(2), S. 97–100.

Häuser, W., Grandt, D. (2002). Tabakassoziierte gastrointestinale Erkrankungen: Raucherentwöhnung – eine Aufgabe für Gastroenterologen. Zeitschrift für Gastroenterologie, 40, S. 815–821.

Hausken, T., Stene-Larsen, G., Lange, O., Aronsen, O., Nerdrum, T., Hegbom, F., et al. (1990). Misoprostol treatment exacerbates abdominal discomfort in patients with non-ulcer dyspepsia and erosive prepyloric changes. A double-blind, placebo-controlled, multicentre study. Scandinavian Journal of Gastroenterology, 25, S. 1,028–1,033.

Haustein, K. (2000). Rauchen und Behandlung der Nikotinabhängigkeit. Der Kassenarzt, 35, S. 26–31.

Haycox, A., Einarson, T., Eggleston, A. (1999). The health economic impact of upper gastrointestinal symptoms in the general population: results from the Domestic/International Gastroenterology Surveillance Study (DIGEST). Scandinavian Journal of Gastroenterology – Supplement, 231, S. 38–47.

Hebgen, E. (2011). Viszeralosteopathie Grundlage und Techniken, 4. Aufl., Stuttgart: Karl F. Haug Verlag.

Hilsden, R., Hodgins, D., Timmer, A., Sutherland, L. (2000). Helping patients with Crohn's disease quit smoking. American Journal of Gastroenterology, 95, S. 352–358.

Hirakawa, K., Adachi, K., Amano, K., Katsube, T., Ishihara, S., Fukuda, R., et al. (1999). Prevalence of non-ulcer dyspepsia in the Japanese population. Journal of Gastroenterology and Hepatology, 14, S. 1,083–1,087.

Ho, K., Kang, J., Seow, A. (1998). Prevalence of gastrointestinal symptoms in a multiracial Asian population, with particular reference to reflux-type symptoms. American Journal of Gastroenterology, 93, S. 1,816–1,822.

Höffler, D., Lasek, R., Tiaden, J. D. (2000). Funktionelle Dyspepsie und Reizdarmsyndrom, Köln: Arzneimittelkommission der deutschen Ärzteschaft.

Holtmann, G., Chao, J. (2013). Funktionelle Dyspepsie und funktionelle Ösophaguserkrankungen: Epidemiologie und Pathophysiologie. Gastroenterologe, 8, S. 385–392.

Holtmann, G., Goebell, H., Talley, N. (1994). Dyspepsia in consulters and nonconsulters: Prevalence, health-care seeking behaviour and risk factors. European Journal of Gastroenterology and Hepatolology, 6, S. 917.

Holtmann, G., Talley, N., Liebregts, T., Adam, B., Parow, C. (2006). A placebo-controlled trial of itopride in functional dyspepsia. New England Journal of Medicine, 35(8), S. 832–840.

Houghton, L., Mangnall, Y., Read, N. (1990). Effect of incorporating fat into a liquid test meal on the relation between intragastric distribution and gastric emptying in human volunteers. Gut, 31, S. 1,226–1,229.

Hsu, P., Lai, K., Tseng, H., Lo, G., Lo, C., Lin, C., et al. (2001). Eradication of Helicobacter pylori prevents ulcer development in patients with ulcer-like functional dyspepsia. Alimentary Pharmacology & Therapeutics, 15, S. 195–201.

Hsu, Y., Liou, J., Liao, S., Yang, T., Wu, H., Hsu, W., et al. (2009). Psychopathology and personality trait in subgroups of functional dyspepsia based on Rome III criteria. American Journal of Gastroenterology, 104, S. 2,534–2,542.

Hu, W., Wong, W., Lam, C., Lam, K., Hui, W., Lai, K., et al. (2002). Anxiety but not depression determines health care-seeking behaviour in Chinese patients with dyspepsia and irritable bowel syndrome: a population-based study. Alimentary Pharmacology & Therapeutics, 16, S. 2,081–2,088.

Hürlimann, R., Stenz, V. (2006). Gastroenterologie: Die Wiederauferstehung Roms. Schweizerisches Medizin-Forum, 6, S. 1,155–1,157.

Ihezue, C., Oluwole, F., Onuminya, J., Okoronkwo, M. (1996). Dyspepsias among the highlanders of Nigeria: an epidemiological survey. African Journal of Medicine and Medical Sciences, 25, S. 23–29.

Jeong, J., Choi, M., Cho, Y., Lee, S., Oh, J., Park, J., et al. (2008). Chronic gastrointestinal symptoms and quality of life in the Korean population. World Journal of Gastroenterology, 14, S. 6,388–6,394.

Jiménez, E. (2008). Repercusiones sintomáticas de la Doc technic en extensión bilateral para D5-D6 en pacientes dispépticos (unveröffentlichte Masterarbeit). Osteopathic School of Madrid, Spanien.

Jin, X., Li, Y. (2007). Systematic review and meta-analysis from Chinese literature: the association between Helicobacter pylori eradication and improvement of functional dyspepsia. Helicobacter, 12, S. 541–546.

Johnson, A. (1971). Controlled trial of metoclopramide in the treatment of flatulent dyspepsia. British Medical Journal, 2, S. 25–26.

Jones, K., Doran, S., Hveem, K., Bartholomeusz, F., Morley, J., Sun, W., et al. (1997). Relation between postprandial satiation and antral area in normal subjects. American Journal of Clinical Nutrition, 66, S. 127–132.

Jones, M., Dilley, J., Drossman, D., Crowel, M. (2006). Brain-gut connections in functional GI disorders: anatomic and physiologic relationships. Neurogastroenterology & Motility, 18, S. 91–103.

Jones, R., Lydeard, S., Hobbs, F., Kenkre, J., Williams, E., Jones, S., et al. (1990). Dyspepsia in England and Scotland. Gut, 31, S. 401–405.

Kaess, H., Kellermann, M., Castro, A. (1988). Food intolerance in duodenal ulcer patients, non ulcer dyspeptic patients and healthy subjects. A prospective study. Klinische Wochenschrift, 66, S. 208–211.

Kagan, G., Huddlestone, L., Wolstencroft, P. (1984). Comparison of dicyclomine with antacid and without antacid in dyspepsia. Journal of Internal Medicine Research, 12, S. 174–178.

Kaji, M., Fujiwara, Y., Shiba, M., Kohata, Y., Yamagami, H., Tanigawa, T., et al. (2010). Prevalence of overlaps between GERD, FD and IBS and impact on health-related quality of life. Journal of Gastroenterology and Hepatology, 25, S. 1,151–1,156.

Kamada, T., Haruma, K., Hata, J., Kusunoki, H., Sasaki, A., Ito, M., et al. (2003). The long-term effect of Helicobacter pylori eradication therapy on symptoms in dyspeptic patients with fundic atrophic gastritis. Alimentary Pharmacology & Therapeutics, 18, S. 245–252.

Kang, J., Tay, H., Wee, A., Guan, R., Math, M., Yap, I. (1990). Effect of colloidal bismuth subcitrate on symptoms and gastric histology in non-ulcer dyspepsia. A double blind placebo controlled study. Gut, 31(4), S. 476–480.

Karamanolis, G., Caenepeel, P., Arts, J., Tack, J. (2006). Association of the predominant symptom with clinical characteristics and pathophysiological mechanisms in functional dyspepsia. Journal of Gastroenterology, 130, S. 296–303.

Kawamura, A., Adachi, K., Takashima, T., Murao, M., Katsube, T., Yuki, M., et al. (2001). Prevalence of functional dyspepsia and its relationship with Helicobacter pylori infection in a Japanese population. Journal of Gastroenterology and Hepatology, 16, S. 384–388.

Kay, L., Jorgensen, T. (1994). Epidemiology of upper dyspepsia in a random population. Prevalence, incidence, natural history, and risk factors. Scandinavian Journal of Gastroenterology, 29, S. 2–6.

Keller, J., Layer, P. (2008). Gastroenterologie: Das Referenzwerk für Klinik und Praxis, Band 1 Intestinum, Stuttgart: Georg Thieme Verlag KG.

Kim, J., Lee, K., Kim, J., Hahm, K., Cho, S. (2004). Functional gastrointestinal disorders in patients referred to specialist gastroenterologists in a tertiary hospital [Abstract]. Korean Journal of Gastroenterology and Motility, 10, S. 111–117.

Kindt, S., Tack, J. (2006). Impaired gastric accommodation and its role in dyspepsia. Gut, 55, S. 1,685–1,691.

Koloski, N., Talley, N., Boyce, P. (2002). Epidemiology and health care seeking in the function GI disorders: a population-based study. American Journal of Gastroenterology, 97, S. 2,290–2,299.

Krämer, G. (2005). Epilepsie von A-Z. Medizinische Fachwörter verstehen, 4. Aufl., Stuttgart: TRIAS.

Kuo, B., Camilleri, M., Burton, D., Viramontes, B., McKinzie, S., Thomforde, G., et al. (2002). Effects of 5-HT(3) antagonism on postprandial gastric volume and symptoms in humans. Alimentary Pharmacology & Therapeutics, 16(2), S. 225–233.

Kurata, H., Nogawa, A. (1997). Meta-analysis of risk factors for peptic ulcer. Nonsteroidal anti-inflammatory drugs, Helicobacter pylori and smoking. Journal of Clinical Gastroenterology, 24, S. 2–17.

Kurz, A., Sessler, D. (2003). Opioid-induced bowel dysfunction: pathophysiology and potential new therapies. Drugs, 63, S. 649–671.

Kwan, A., Bao, T., Chakkaphak, S., Chang, F., Ke, M., Law, N., et al. (2003). Validation of Rome II criteria for functional gastrointestinal disorders by factor analysis of symptoms in Asian patient sample. Journal of Gastroenterology and Hepatology, 18, S. 796–802.

Lacy, B., Everhart, K., Crowell, M. (2011). Functional dyspepsia is associated with sleep disorders. Clinical Gastroenterology and Hepatology, 9(5), S. 410–414.

Laine, L., Schoenfeld, P., Fennerty, M. (2001). Therapy for Helicobacter pylori in patients with nonulcer dyspepsia. A meta-analysis of randomized, controlled trials. Annals of Internal Medicine, 134(5), S. 361–369.

Lal, S., McLaughlin, J., Barlow, J., D'Amato, M., Giacovelli, G., Varro, A, et al. (2004). Cholecystokinin pathways modulate sensations induced by gastric distension in humans. American Journal of Physiology: Gastrointestinal and Liver Physiology, 287(1), S. G72–79.

Lange, T. (2011). Sleep, sleep deprivation and immune functions – Aktuelle Themen in der Psychoneuroimmunologie. Psychotherapie, Psychosomatik, Medizinische Psychologie, 61, S. A047.

Lee, K., Demarchi, B., Demedts, I., Sifrim, D., Raeymaekers, P., Tack, J. (2004a). A pilot study on duodenal acid exposure and its relationship to 88 symptoms in functional dyspepsia with prominent nausea. American Journal of Gastroenterology, 99, S. 1,765–1,773.

Lee, K. J., Vos, R., Janssens, J., Tack, J. (2004b). Differences in the sensorimotor response to distension between the proximal and distal stomach in humans. Gut, 53, S. 938–943.

Lee, R., Mittal, R. (2006). Heartburn and esophageal pain. GI Motility online.

Lee, S., Lee, K., Kim, S., Cho, S. (2009). Prevalence and risk factors for overlaps between gastroesophageal reflux disease, dyspepsia, and irritable bowel syndrome: a population-based study. Digestion, 79, S. 196–201.

Lembo, A., Weber, H., Farraye, F. (2003). Alosetron in irritable bowel syndrome: strategies for the use in a common gastrointestinal disorder. Drugs, 63, S. 1,895–1,905.

Li, X., Liu, W., Ge, Z., Zhang, D., Zhao, Y., Dai, J., et al. (2005). Analysis of clinical characteristics of dyspeptic symptoms in Shanghai patients. Chinese Journal of Digestive Diseases, 6, S. 62–67.

Li, Y., Nie, Y., Sha, W., Su, H. (2002). The link between psychosocial factors and functional dyspepsia: an epidemiological study. Chinese Medical Journal, 15, S. 1,082–1,084.

Lin, Y., Tamakoshi, A., Hayakawa, T., Ogawa, M., Ohno, Y. (2000). Cigarette smoking as a risk factor for chronic pancreatitis: A case control study. Research Committee on intractable Pancreatic Diseases. Pancreas, 21, S. 109–114.

Lin, Z., Eaker, E., Sarosiek, I., McCallum, R. (1999). Gastric myoelectrical activity and gastric emptying in patients with functional dyspepsia. American Journal of Gastroenterology, 94, S. 2,384–2,389.

Locke, G. (1998). Prevalence, incidence and natural history of dyspepsia and functional dyspepsia. Baillieres Clinical Gastronenterology, 12, S. 435–442.

Locke, G., Talley, N., Fett, S., Zinsmeister, A., Melton, L. (1999). Risk factors associated with gastroesophageal reflux. American Journal of Medicine, 106, S. 642–649.

Loreno, M., Bucceri, A. M., Catalano, F., Muratore, L. A., Blasi, A., Brogna, A. (2004). Pattern of gastric emptying in functional dyspepsia. An ultra-sonographic study. Digestive Diseases and Sciences, 49, S. 404–407.

Lu, C., Lang, H., Chang, F., Chen, C., Luo, J., Wang, S., Lee, S. (2005). Prevalence and health/social impacts of functional dyspepsia in Taiwan: a study based on the Rome criteria questionnaire survey assisted by endoscopic exclusion among a physical check-up population. Scandinavian Journal of Gastroenterology, 40, S. 402–411.

Magoun, H. (2007). Strukturierte Heilung: Aus der Sicht eines Osteopathen, Pähl: Jolandos.

Mahadeva, S., Goh, K. (2006). Epidemiology of functional dyspepsia: A global perspective. World Journal of Gastroenterology, 12(17), S. 2,661–2,666.

Mahadeva, S., Chia, Y., Vinothini, A., Mohazmi, M., Goh, K. (2008). Cost-effectiveness of and satisfaction with a Helicobacter pylori "test and treat" strategy compared with prompt endoscopy in young Asians with dyspepsia. Gut, 57, S. 1,214–1,220.

Mahadeva, S., Wee, H., Goh, K., Thumboo, J. (2009). The EQ-5D (Euroqol) is a valid generic instrument for measuring quality of life in patients with dyspepsia. BMC Gastroenterology, 12(9), S. 20.

Mahadeva, S., Yadav, H., Rampal, S., Goh, K. (2010a). Risk factors associated with dyspepsia in a rural Asian population and its impact on quality of life. American Journal of Gastroenterology, 105, S. 904–912.

Mahadeva, S., Yadav, H., Rampal, S., Everett, S., Goh, K. (2010b). Ethnic variation, epidemiological factors and quality of life impairment associated with dyspepsia in urban Malaysia. Alimentary Pharmacology & Therapeutics, 31, S. 1,141–1,151.
Malfertheiner, P., Moessner, J., Fischbach, W., Layer, P., Leodolter, A., Stolte, M., et al. (2003). Helicobacter pylori eradication is beneficial in the treatment of functional dyspepsia. Alimentary Pharmacology & Therapeutics, 18, S. 615–625.
Mayer, E., Collins, S. (2002). Evolving pathophysiologic models of functional gastrointestinal disorders. Journal of Gastroenterology, 122, S. 2,032–2,048.
Mayer, E., Tillisch, K. (2011). The brain-gut axis in abdominal pain syndromes. Annual Review of Medicine, 62, S. 381–396.
McColl, K., Murray, L., El-Omar, E., Dickson, A., El-Nujumi, A., Wirz, A., et al. (1998). Symptomatic benefit from eradicating Helicobacter pylori infection in patients with nonulcer dyspepsia. New England Journal of Medicine, 339, S. 1,869–1,874.
Meckel, M. (2009). Das Glück der Unerreichbarkeit, München: Wilhelm Goldmann Verlag.
Meert, G. (2007). Veno-lymphatische kraniosakrale Osteopathie, München: Elsevier.
Melzer, J., Rösch, W., Reichling, J., Brignoli, R., Saller, R. (2004). Meta-analysis: phytotherapy of functional dyspepsia with the herbal drug preparation STW 5 (Iberogast). Alimentary Pharmacology & Therapeutics, 20(11–12), S. 1,279–1,287.
Mertz, H., Fass, R., Kodner, A., Yan-Go, F., Fullerton, S., Mayer, E. (1998). Effect of amitriptyline on symptoms, sleep, and visceral perception in patients with functional dyspepsia. American Journal of Gastroenterology, 93(2), S. 160–165.
Mimidis, K., Tack, J. (2008). Pathogenesis of dyspepsia. Digestive Diseases, 26(3), S. 194–202.
Mirocha, N., Parker, J. (2012). Successful treatment of refractory functional dyspepsia with osteopathic manipulative treatment. Osteopathic Family Physician, 4, S. 193–196.
Miyaji, H., Azuma, T., Ito, S., Abe, Y., Ono, H., Suto, H., et al. (1999). The effect of Helicobacter pylori eradication therapy on gastric antral myoelectrical activity and gastric emptying in patients with non-ulcer dyspepsia. Alimentary Pharmacology & Therapeutics, 13, S. 1,473–1,480.
Moayyedi, P., Forman, D., Braunholtz, D., Feltbower, R., Crocombe, W., Liptrott, M., Axon, A. (2000b). The proportion of upper gastrointestinal symptoms in the community associated with Helicobacter pylori, lifestyle factors, and nonsteroidal anti-inflammatory drugs. Leeds HELP Study Group. American Journal of Gastroenterology, 95, S. 1,448–1,455.
Moayyedi, P., Soo, S., Deeks, J., Delaney, B., Harris, A., Innes, M., et al. (2006). Eradication of Helicobacter pylori for non-ulcer dyspepsia. Cochrane Database of Systematic Reviews, 2, S. CD002096.
Moayyedi, P., Soo, S., Deeks, J., Delaney, B., Innes, M., Forman, D. (2004). Pharmacological interventions for non-ulcer dyspepsia. Cochrane Database of Systematic Reviews, 4, S. CD001960.
Moayyedi, P., Soo, S., Deeks, J., Forman, D., Mason, J., Innes, M., Delaney, B. (2000a). Systematic Review and economic evaluation of Helicobacter pylori eradication treatment for non-ulcer dyspepsia. Dyspepsia Review Group. BMJ, 321, S. 659–664.
Moràn Esquerdo, O. (2009). Enzyklopädie Stretching: Anatomie, Fitness, Prävention, Königswinter: Heel.
Morris, C. (1991). Non-ulcer dyspepsia. Journal of Psychosomatic Research, 35, S. 129–140.
Moser, G. (2007). Psychosomatik in der Gastroenterologie und Hepatologie, Wien: Springer.
Moser, G. (2009). Brain-Gut-Achse: Stress und seine Wirkung auf den Verdauungstrakt. Journal für Gastroenterologische und Hepatologische Erkrankungen, 7, S. 12–15.
Mullan, A., Kavanagh, P., O'Mahony, P., Joy, T., Gleeson, F., Gibney, M. (1994). Food and nutrient intakes and eating patterns in functional and organic dyspepsia. European Journal of Clinical Nutrition, 48, S. 97–105.
Mundt, M., Hausken, T., Smout, A., Samsom, M. (2005). Relationships between gastric accommodation and gastrointestinal sensations in healthy volunteers. A study using the barostat technique and two- and three-dimensional ultrasonography. Digestive Diseases and Sciences, 50, S. 1,654–1,660.
Murray, C., Kamm, M., Bloom, S., Emmanuel, A. (2003). Ghrelin for the gastroenterologist: history and potential. Journal of Gastroenterology, 125, S. 1,492–1,502.
National Institute for Clinical Excellence (2004). Clinical Guideline 17: Dyspepsia: Management of dyspepsia in adults in primary care, London: National Institute for Clinical Excellence.

North of England Dyspepsia Guideline Development Group (2004). Dyspepsia: Managing dyspepsia in adults in primary care. Centre for Health Services Research Report No 112, Newcastle upon Tyne: Crown Copyright.

Ochi, M., Tominaga, K., Iketani, T., Kadouchi, K., Tanigawa, T., Shiba, M., et al. (2008). Perfectionism underlying psychological background correlated with the symptoms of functional dyspepsia. Journal of Gastroenterology, 43, S. 699–704.

O'Toole, M. (Hrsg.) (2013). Gold Standard. In: Mosby's Medical Dictionary (S. 778), 9. Aufl., Saint Louis: Elsevier.

Pandolfino, J., Kahrilas, P. (2004). AGA technical review of the clinical use of esophageal manometry. Journal of Gastroenterology, 128, S. 209–224.

Parasher, G., Eastwood, G. (2000). Smoking and peptic ulcer in the Helicobacter pylori era. European Journal of Gastroenterology and Hepatology, 12, S. 843–853.

Parkman, H., Hasler, W., Fisher, R. (2004). AGA technical review on the diagnosis and treatment of gastroparesis. Journal of Gastroenterology, 128, S. 209–224.

Parkman, H., Miller, M., Trate, D., Knight, L., Urbain, J., Maurer, A., Fisher, R. (1997). Electrogastrography and gastric emptying scintigraphy are complementary for assessment of dyspepsia. Journal of Clinical Gastroenterology, 24, S. 214–219.

Peng, N., Hsu, P., Lee, S., Tseng, H., Huang, W., Tsay, D., et al. (2001). Follow-up of Helicobacter pylori status by using 13C-Urea Breath Test in non-ulcer dyspeptic patients after eradication therapy. Chinese Medical Journal (Taipei), 64, S. 337–342.

Penston, J., Pounder, R. (1996). A survey of dyspepsia in Great Britain. Alimentary Pharmacology & Therapeutics, 10, S. 83–89.

Perkel, M., Moore, C., Hersh, T., Davidson, E. (1979). Metoclopramide therapy in patients with delayed gastric emptying: a randomized, double-blind study. Digestive Diseases and Sciences, 24(9), S. 662–666.

Perri, F., Clemente, R., Festa, V., Annese, V., Quitadamo, M., Rutgeerts, P., Andriulli, A (1998). Patterns of symptoms in functional dyspepsia: role of Helicobacter pylori infection and delayed gastric emptying. American Journal of Gastroenterology, 93, S. 2,082–2,088.

Peter, H., Penzel, T., Peter, J. (Hrsg. 2007). Enzyklopädie der Schlafmedizin, Heidelberg: Springer.

Pfaffenbach, B., Adamek, R., Bartholomaus, C., Wegener, M. (1997). Gastric dysrhythmias and delayed gastric emptying in patients with functional dyspepsia. Digestive Diseases and Sciences, 42, S. 2,094–2,099.

Piessevaux, H., Tack, J., Wilmer, A., Coulie, B., Geubel, A., Janssens, J. (2001). Perception of changes in wall tension of the proximal stomach in humans. Gut, 49, S. 203–208.

Pischinger, A. (2009). Das System der Grundregulation: Grundlagen einer ganzheitsbiologischen Medizin, 11. Aufl., Stuttgart: Haug.

Read, N. (2002). Food and hypersensitivity in functional dyspepsia. Gut – Supplement I, 51, S. i50–i53.

Read, N., Abitbol, J., Bardhan, K., Whorwell, P., Fraitag, B. (1997). Efficacy and safety of the peripheral kappa agonist fedotozine versus placebo in the treatment of functional dyspepsia. Gut, 41(5), S. 664–668.

Reimer, C., Søndergaard, B., Hilsted, L., Bytzer, P. (2009). Proton-Pump Inhibitor Therapy Induces Acid-Related Symptoms in Healthy Volunteers After Withdrawal of Therapy. Journal of Gastroenterology, 137(1), S. 80–87.

Ricci, R., Bontempo, I., La Bella, A., De Tschudy, A., Corazziari, E. (1987). Dyspeptic symptoms and gastric antrum distribution. An ultrasonographic study. Italian Journal of Gastroenterology, 19, S. 215–217.

Richter, J. (1991). Stress and psychologic and environmental factors in functional dyspepsia. Scandinavian Journal of Gastroenterology – Supplement, 182, S. 40–46.

Ringel, Y. (2006). New directions in brain imaging research in functional gastrointestinal disorders. Digestive Diseases and Sciences, 3/4, S. 278–285.

Rodeck, B., Zimmer, K.-P. (2008). Pädiatrische Gastroenterologie, Hepatologie und Ernährung, Berlin: Springer.

Robuck, S. (1951). The relation of the osteopathic somatic lesion to visceral pathology. Journal of the American Osteopathic Association, 1. Februar 1951, S. 321–324.

Rokkas, T., Pursey, C., Uzoechina, E., Dorrington, L., Simmons, N., Filipe, M., Sladen, G. (1988). Non-ulcer dyspepsia and short term De-Nol therapy: a placebo controlled trial with particular reference to the role of Campylobacter pylori. Gut, 29(10), S. 1,386–1,391.

Rome Foundation (2012). Genommen von http://www.romecriteria.org.
Rossi, M. (2009). Does Visceral Manipulation Works in Treating Functional Dyspepsia? (abgebrochene Studie). International College of Osteopathic Medicine. Entnommen von http://clinicaltrials.gov/ct2/show/record/NCT01021475
Saadat-Gilani, K. (2005). Bedeutung opioiderger Signalwege für die Modulation viszeraler Afferenzen bei funktionellen Magendarmerkrankungen (Dissertation). Zentrum für Innere Medizin, Klinik für Gastroenterologie und Hepatologie, Medizinische Fakultät der Universität, Duisburg-Essen.
Sagami, Y., Shimada, Y., Tayama, J., Nomura, T., Satake, M., Endo, Y., et al. (2004). Effect of corticotrophin-releasing hormone receptor antagonist on colonic sensory and motor function in patients with irritable bowel syndrome. Gut, 53, S. 958–964.
Samson, M., Verhagen, M., van Berge Hene-Gouwen, G., Smout, A. (1999). Abnormal clearance of exogenous acid and increased acid sensitivity of the proximal duodenum in dyspeptic patients. Journal of Gastroenterology, 116, S. 515–520.
Sarnelli, G., Caenepeel, P., Geypens, B., Janssens, J., Tack, J. (2003). Symptoms associated with impaired gastric emptying of solids and liquids in functional dyspepsia. American Journal of Gastroenterology, 98, S. 783–788.
Sato, A. (1987). The modulation of visceral functions by somatic afferent activity. Japanese Journal of Physiology, 37, S. 1–17.
Selye, H. (1957). Stress beherrscht unser Leben, München: Heyne Verlag.
Seva-Pereira, A., Beiguelman, B. (1982). Primary lactose malabsorption in healthy Brazilian adult caucasoid, negroid and mongoloid subjects. Archives of Gastroenterology, 19, S. 133–138.
Shah, S., Bhatia, S., Mistry, F. (2001). Epidemiology of dyspepsia in the general population in Mumbai. Indian Journal of Gastroenterology, 20, S. 103–106.
Shaib, Y., El-Serag, H. (2004). The prevalence and risk factors of functional dyspepsia in a multiethnic population in the United States. The American Journal of Gastroenterology, 99, S. 2,210–2,216.
Shindo, T., Futagami, S., Hiratsuka, T., Horie, A., Hamamoto, T., Ueki, N., et al. (2009). Comparison of gastric emptying and plasma ghrelin levels in patients with functional dyspepsia and non-erosive reflux disease. Digestion, 79, S. 65–72.
Shinomiya, T., Fukunaga, M., Akamizu, T., Irako, T., Yokode, M., Kangawa, K., et al. (2005). Plasma acylated ghrelin levels correlate with subjective symptoms of functional dyspepsia in female patients. Scandinavian Journal of Gastroenterology, 40, S. 648–653.
Simren, M., Vos, R., Janssens, J., Tack, J. (2003). Unsuppressed postprandial phasic contractility in the proximal stomach in functional dyspepsia: relevance to symptoms. American Journal of Gastroenterology, 98, S. 2,169–2,175.
Smit, C., Copper, M., van Leeuwen, J., Schoots, I., Stanojcic, L. (2001). Effect of cigarette smoking on gastropharyngeal and gastroesophageal reflux. Annals of Otology, Rhinology, and Laryngology, 110, S. 190–193.
Soo, S., Moayyedi, P., Deeks, J., Delaney, B., Lewis, M., Forman, D. (2005). Psychological interventions for non-ulcer dyspepsia. Cochrane Database of Systematic Reviews, 3, S. CD002301.
Stanghellini , V., Tosetti, C., Paternico, A., Barbara, G., Morselli-Labate, A., Monetti, N., et al. (1996). Risk indicators of delayed gastric emptying of solids in patients with functional dyspepsia. Journal of Gastroenterology, 110, S. 1,036–1,042.
Still, A. (1908). Autobiography of Andrew Taylor Still: With a History of the Discovery and Development of the Science of Osteopathy, Kirksville: A. T. Still.
Stölting, P. (2008). Dyspepsie: initial probatorisch Protonenpumpenhemmer verschreiben. Ars Medici, 2, S. 962–964.
Stölting, P. (2009). Management der Dyspepsie: Wann ist die empirische PPI-Verschreibung erlaubt? Ars Medici, 1, S. 25–27.
Stone, C., Williams, A. (2007). Visceral and obstetric osteopathy, Edinburgh: Elsevier.
Suzuki, H., Matsuzaki, J., Hibi, T. (2011). Ghrelin and oxidative stress in gastrointestinal tract. Journal of Clinical Biochemistry Nutrition, 48, S. 122–125.
Suzuki, H., Masaoka, T., Sakai, G., Ishii, H., Hibi, T. (2005). Improvement of gastrointestinal quality of life scores in cases of Helicobacter pylori-positive functional dyspepsia after successful eradication therapy. Journal of Gastroenterology & Hepatology, 20, S. 1,652–1,660.

Tack, J., Caenepeel, P., Fischler, B., Piessevaux, H., Janssens, J. (2001). Symptoms associated with hypersensitivity to gastric distention in functional dyspepsia. Journal of Gastroenterology, 121, S. 526–535.

Tack, J., Vos, R., Janssens, J., Salter, J., Jauffret, S., Vandeplassche, G. (2003). Influence of tegaserod on proximal gastric tone and on the perception of gastric distension. Alimentary Pharmacology & Therapeutics, 15(10), S. 1,031–1,037.

Tack, J., Demedts, I., Dehondt, G., Caenepeel, P., Fischler, B., Zandecki, M., Janssens, J. (2002). Clinical and pathophysiological characteristics of acute-onset functional dyspepsia. Journal of Gastroenterology, 122, S. 1,738–1,747.

Tack, J., Talley, N., Camilleri, M., Holtmann, G., Hu, P., Malagelada, J.-R., Stanghellini, V. (2006). Functional Gastroduodenal Disorders. Journal of Gastroenterology, 130, S. 1,466–1,479.

Talley, N. (1991). Non-ulcer dyspepsia: myths and realities. Alimentary Pharmacology & Therapeutics, 5, Supplement 1, S. 145–162.

Talley, N., Fett, S., Zinsmeister, A., Melton, L. (1994a). Gastrointestinal tract symptoms and self-reported abuse: a population-based study. Journal of Gastroenterology, 107, S. 1,040–1,049.

Talley, N., Janssens, J., Lauritsen, K., Rácz, I., Bolling-Sternevald, E. (1999). Eradication of Helicobacter pylori in functional dyspepsia: randomised double blind placebo controlled trial with 12 months' follow up. The Optimal Regimen Cures Helicobacter Induced Dyspepsia (ORCHID) Study Group. BMJ, 318(7187), S. 833–837.

Talley, N., Locke, G., Lahr, B., Zinsmeister, A., Tougas, G., Ligozio, G., et al. (2006). Functional dyspepsia, delayed gastric emptying, and impaired quality of life. Gut, 55, S. 933–939.

Talley, N., McNeil, D., Hayden, A., Colreavy, C., Piper, D. (1987). Prognosis of chronic unexplained dyspepsia. A prospective study of potential predictor variables in patients with endoscopically diagnosed nonulcer dyspepsia. Journal of Gastroenterology, 92, S. 1,060–1,066.

Talley, N., Vakil, N., Moayyedi, P. (2005). American gastroenterological association technical review on the evaluation of dyspepsia. Journal of Gastroenterology, 129(5), S. 1,756–1,780.

Talley, N., Verlinden, M., Snape, W., Beker, J., Ducrotte, P., Dettmer, A., et al. (2000). Failure of a motilin receptor agonist (ABT-229) to relieve the symptoms of functional dyspepsia in patients with and without delayed gastric emptying: a randomized double-blind placebo-controlled trial. Alimentary Pharmacology & Therapeutics, 14(12), S. 1,653–1,661.

Talley, N., Weaver, A., Zinsmeister, A. (1994b). Smoking, alcohol, and nonsteroidal anti-inflammatory drugs in outpatients with functional dyspepsia and among dyspepsia subgroups. American Journal of Gastroenterology, 89(4), S. 524–528.

Talley, N., Weaver, A., Zinsmeister, A., Melton, L. (1992). Onset and disappearance of gastrointestinal symptoms and functional gastrointestinal disorders. American Journal of Epidemiology, 136, S. 165–177.

Talley, N., Zinsmeister, A., Schleck, C., Melton, L. (1994c). Smoking, alcohol, and analgesics in dyspepsia and among dyspepsia subgroups: lack of an association in a community. Gut, 35, S. 619–624.

Tanum, L., Malt, U. (1996). A new pharmacologic treatment of functional gastrointestinal disorder: a double/blind placebo/controlled study with mianserin. Scandinavian Journal of Gastroenterology, 31, S. 318–325.

Timmermans, S., Berg, M. (2003). The gold standard. The challenge of evidence-based medicine and standardization in health care, Philadelphia, PA: Temple University Press.

Tominaga, K., Higuchi, K., Iketani, T., Ochi, M., Kadouchi, K., Tanigawa, T., et al. (2007). Comparison of gastrointestinal symptoms and psychological factors of functional dyspepsia to peptic ulcer or panic disorder patients, Inflammopharmacology, 15, S. 84–89.

Thompson, W. (1984). Nonulcer dyspepsia. Canadian Medical Association Journal 130(5), S. 565–569.

Tougas, G., Chen, Y., Hwang, P., Liu, M., Eggleston, A. (1999). Prevalence and impact of upper gastronomical symptoms in the Canadian population: findings from the DIGEST study. Domestic/International Gastroenterology Surveillance Study. American Journal of Gastroenterology, 94, S. 2,845–2,854.

Troncon, L., Bennett, R., Ahluwalia, N., Thompson, D. (1994). Abnormal intragastric distribution of food during gastric emptying in functional dyspepsia patients. Gut, 35, S. 327–332.

Vandenberghe, J., Dupont, P., Van Oudenhove, L., Bormans, G., Demyttenaere, K., Fischler, B., et al. (2007). Regional cerebral blood flow during gastric balloon distention in functional dyspepsia. Journal of Gastroenterology, 132, S. 1,684–1,693.

Veldhuyzen van Zanten, S., Jones, M., Verlinden, M., Talley, N. (2001). Efficacy of cisapride and domperidone in functional (nonulcer) dyspepsia: a meta-analysis. American Journal of Gastroenterology, 96(3), S. 689–696.

Veldhuyzen van Zanten, S., Bradette, M., Chiba, N., Armstrong, D., Barkun, A., Flook, N., et al. (2005). Evidence-based recommendations for short- and long-term management of uninvestigated dyspepsia in primary care: An update of the Canadian Dyspepsia Working Group (CanDys) clinical management tool. Canadian Journal of Gastroenterology, 19, S. 285–303.

Veldhuyzen van Zanten, S., Flook, N., Chiba, N., Armstrong, D., Barkun, A., Bradette, M., et al. (2000). An evidence-based approach to the management of uninvestigated dyspepsia in the era of Helicobacter pylori. Canadian Medical Association Journal – Supplement 12, S. 3–23, 162.

Wahnschaffe, U., Schulzke, J., Zeitz, M., Ullrich, R. (2007). Predictors of clinical response to gluten-free diet in patients diagnosed with diarrhea-predominant irritable bowel syndrome. Clinical Gastroenterology & Hepatology, 5, S. 844–850.

Wai, C., Yeoh, K., Ho, K., Kang, J., Lim, S. (2002). Diagnostic yield of upper endoscopy in Asian patients presenting with dyspepsia. Gastrointestinal Endoscopy, 56, S. 548–551.

Walters, J., Crean, P., McCarthy, C. (1980). Trimebutine, a new antispasmodic in the treatment of dyspepsia. Irish Medical Journal, 73, S. 380–381.

Wessely, S., Nimnuan, C., Sharpe, M. (1999). Functional somatic syndromes: one or many? Lancet, 354, S. 936–939.

Whitehead, W., Delvaux, M. (1994). Standardization procedures for testing smooth muscle tone and sensory thresholds in the gastrointestinal tract. Digestive Diseases and Sciences, 42, S. 223–241.

Wolf, E. (2011). Magenverträglichkeit von NSAR: Diclofenac schnitt am besten ab. Pta Forum Online, 01.2011. Genommen von http://www.pta-forum.de/index.php?id=1448&type=4.

Worlitschek, M., Mayr, P. (2012). Säure-Basen-Einkaufsführer, Stuttgart: Haug.

Xiaoping, P., Yuyuan, L., Weihong, S., Fuying, Y. (2000). Psychological factors in functional dyspepsia and its treatment. Chinese Journal of Digestive Diseases, 1, S. 17–20.

Yang, S., Lee, O., Bak, Y., Jun, D., Lee, S., Lee, S., et al. (2008). Prevalence of gastroesophageal reflux disease symptoms and uninvestigated dyspepsia in Korea: a population-based study. Digestive Diseases and Sciences, 53, S. 188–193.

Yarandi, S., Christie, J. (2013). Functional Dyspepsia in Review: Pathophysiology and Challenges in the Diagnosis and Management due to Coexisting Gastroesophageal Reflux Disease and Irritable Bowel Syndrome. Gastroenterology Research and Practice, 2013, S. 1–8.

Zagari, R., Fuccio, L., Bazzoli, F. (2008). Clinical Review: Investigating dyspepsia. BMJ, 337, S. 1–5.

Zerbib, F., Bruley Des Varannes, S., Scarpignato, C., Leray, V., D'Amato, M., Roze, C., Galmiche, J. (1998). Endogenous cholecystokinin in postprandial lower esophageal sphincter function and fundic tone in humans. American Journal of Physiology, 275, S. G1266–G1273.

9 Anhang

9.1 Information zum Studienablauf und zum Ausfüllen der Fragebögen

Sehr geehrte TeilnehmerInnen der Universitätsstudie zur Beeinflussung von Symptomen und Lebensqualität bei PatientInnen mit **„Funktioneller Dyspepsie"** durch osteopathische Behandlungen,

ich möchte mich erneut bei Ihnen für Ihre Teilnahme an der Studie herzlich bedanken. Es würde mich sehr freuen, wenn Sie ebenfalls einen Nutzen daraus ziehen würden – sei es eine Linderung Ihrer Beschwerden oder dass Ihr Wissen bezüglich des Umgangs mit dem Reizmagensyndrom bereichert wurde!

Ablauf der Studie:

Wie schon besprochen, ist die Studie in drei Teile: T1, T2 und T3 unterteilt. T1 bezieht sich auf Ihren Zustand vor den osteopathischen Behandlungen. T2 bezieht sich auf Ihren Zustand während der osteopathischen Behandlungen. T3 bezieht sich auf Ihren Zustand nach den osteopathischen Behandlungen. Die Phasen T1–T3 dauern jeweils sechs Wochen. Mit Hilfe der Fragebögen *SF-LDQ und EQ-5D-3L* möchten wir Ihren durchschnittlichen Gesundheitszustand und Ihren durchschnittlichen Zustand bezüglich Ihrer Reizmagenbeschwerden feststellen. Sie werden insgesamt neunmal (pro Phase T1–T3 dreimal) rückblickend auf die zwei vorangegangenen Wochen ausgefüllt, wofür Sie jeweils ca. fünf Minuten benötigen werden. Wie bereits mit Ihnen besprochen finden die osteopathischen Behandlungen dreimal im Abstand von zwei Wochen in Phase T2 statt. Zusätzlich wird über die gesamte Studienzeit von 18 Wochen von Ihnen das Ausfüllen eines Formulars über Ihre Medikamenteneinnahme während der Studie erbeten. Bei der ersten osteopathischen Behandlung füllen wir mit Ihnen zusammen einen spezifischen Anamnesebogen aus.

Ausfüllen der Fragebögen SF-LDQ und EQ-5D-3L:

Bitte füllen Sie diese Fragebögen ihrer Beschreibung nach alle zwei Wochen aus.

Dies bedeutet für Messzeitpunkt T1: 4 Wochen, 2 Wochen und einen Tag vor der 1. osteopathischen Behandlung

Dies bedeutet für Messzeitpunkt T2: 1 Tag vor der 2. osteopathischen Behandlung, 1 Tag vor der 3. osteopathischen Behandlung und 2 Wochen nach der 3. osteopathischen Behandlung

Dies bedeutet für Messzeitpunkt T3: 4, 6 und 8 Wochen nach der 3. osteopathischen Behandlung

Ausfüllen der Formulare:

Medikamenteneinnahme: Das beigefügte Formular über die Medikamenteneinnahme füllen Sie bitte der Beschreibung entsprechend während der gesamten Studienzeit aus.

Einverständniserklärung: Die beigefügte Einverständniserklärung zur Teilnahme an der Studie senden Sie bitte unterschrieben an uns zurück oder bringen Sie sie zur ersten osteopathischen Behandlung mit.

Bei Fragen zur Studie oder zum Ausfüllen der Fragenbogen bitten wir um Rückmeldung in der Praxis.

Funktionelle Dyspepsie. http://dx.doi.org/10.1016/B978-3-437-24276-2.00009-X

Mit freundlichen Grüßen

Tom Gierlichs

9.2 Einverständniserklärung

Hiermit erteile ich mein Einverständnis an der Teilnahme der Studie „Einfluss osteopathischer Interventionen auf die Beschwerdesymptomatik (nach ROM-III-Klassifikation) sowie die Lebensqualität bei PatientInnen mit funktioneller Dyspepsie".
Ich bin von Herrn Tom Gierlichs über Zweck, Inhalt und Ablauf der Studie detailliert informiert worden. Ich bin mit der vertraulichen und anonymen Sammlung und Auswertung der anhand von Fragebögen erhobenen Daten und der Veröffentlichung der daraus resultierenden Ergebnisse im Rahmen dieser Thesis einverstanden.
Ich bin über den Ablauf der osteopathischen Behandlungen und die dabei nach Bedarf zur Anwendung kommenden Techniken informiert worden und mit dieser Art der Behandlung einverstanden.

Name Ort Datum

9.3 Fragebogen SF-LDQ (deutsche Version; ➤ Abb. 9.1)

Kurzform des Leeds Dyspepsia Questionnaire (SF-LDQ):*

Bitte beantworten Sie jeweils Anteil A und B jeder Frage:

Practice ID: ______ **Patient Nr:** ______ **Datum:** __/__/__	**A** **Wie oft trat dieses Symptom bei Ihnen während den letzten 2 Wochen auf?** Nur ein Kästchen per Frage abhaken	**B** **Wie oft hat sich dieses Symptom während den letzten 2 Wochen störend auf normale Aktivitäten (essen, schlafen, arbeiten, Freizeit) ausgewirkt?** Nur ein Kästchen per Frage abhaken
1. Magenverstimmung Magenverstimmung ist ein Schmerz oder unangenehmes Gefühl im Bereich des Oberbauchs. 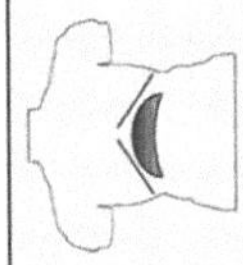	☐ Überhaupt nicht ☐ Einmal wöchentlich bis einmal täglich ☐ Einmal täglich oder mehr	☐ Überhaupt nicht ☐ Einmal wöchentlich bis einmal täglich ☐ Einmal täglich oder mehr
2. Herzbrennen Herzbrennen ist ein brennendes Gefühl hinter dem Brustbein. 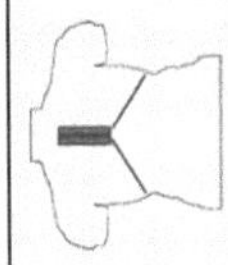	☐ Überhaupt nicht ☐ Einmal wöchentlich bis einmal täglich ☐ Einmal täglich oder mehr	☐ Überhaupt nicht ☐ Einmal wöchentlich bis einmal täglich ☐ Einmal täglich oder mehr
3. Aufstoßen Beim Aufstoßen wird ein Säuregeschmack wahrgenommen, der vom Magen bis in den Mund aufsteigt.	☐ Überhaupt nicht ☐ Einmal wöchentlich bis einmal täglich ☐ Einmal täglich oder mehr	☐ Überhaupt nicht ☐ Einmal wöchentlich bis einmal täglich ☐ Einmal täglich oder mehr
4. Übelkeit Übelkeit oder Brechreiz ist ein Krankheitsgefühl mit bisher unerklärlichen Ursprungs	☐ Überhaupt nicht ☐ Einmal wöchentlich bis einmal täglich ☐ Einmal täglich oder mehr	☐ Überhaupt nicht ☐ Einmal wöchentlich bis einmal täglich ☐ Einmal täglich oder mehr
5. Welches dieser Symptome empfanden Sie, wenn überhaupt, als am meisten störend während der letzten 6 Wochen? (nur bei letzter Messung von T1, T2, T3 ausfüllen)	Bitte ein Kästchen abhaken	☐ Herzbrennen ☐ Aufstoßen ☐ Magenverstimmung ☐ Übelkeit ☐ Keine dieser störten mich

Abb. 9.1 SF-LDQ-Fragebogen (deutsche Version) [T790]

9.4 Gesundheitsfragebogen EQ-5D-3L (englische Version; ➤ Abb. 9.2)

By placing a tick in one box in each group below, please indicate which statements best describe your own health state today during the last two weeks.

Mobility

I have no problems in walking about ❑

I have some problems in walking about ❑

I am confined to bed ❑

Self-Care

I have no problems with self-care ❑

I have some problems washing or dressing myself ❑

I am unable to wash or dress myself ❑

Usual Activities *(e.g. work, study, housework, family or leisure activities)*

I have no problems with performing my usual activities ❑

I have some problems with performing my usual activities ❑

I am unable to perform my usual activities ❑

Pain / Discomfort

I have no pain or discomfort ❑

I have moderate pain or discomfort ❑

I have extreme pain or discomfort ❑

Anxiety / Depression

I am not anxious or depressed ❑

I am moderately anxious or depressed ❑

I am extremely anxious or depressed ❑

2

To help people say how good or bad a health state is, we have drawn a scale (rather like a thermometer) on which the best state you can imagine is marked 100 and the worst state you can imagine is marked 0.

We would like you to indicate on this scale how good or bad your own health is today, in your opinion. Please do this by drawing a line from the box below to whichever point on the scale indicates how good or bad your health state was during the last two weeks.

Your own health state today

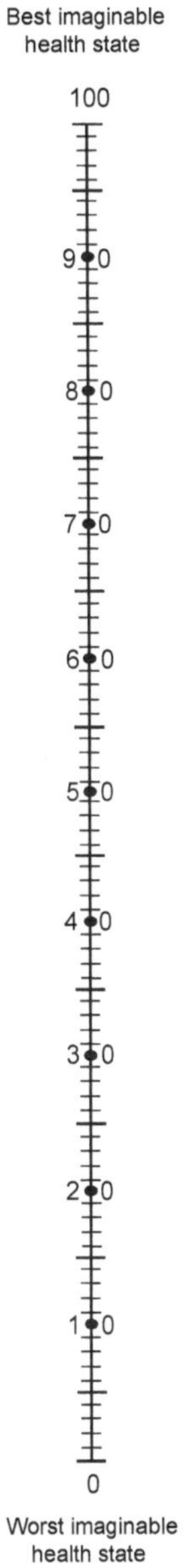

Abb. 9.2 EQ-5D-3L-Fragebogen (englische Version). [W920]

9.5 Spezifischer Anamnesebogen (➤ Abb. 9.3)

Alter?	
Geschlecht?	
Beruf?	
Hauptsymptom? (weswegen der Arzt aufgesucht wurde)	
Seit wann bestehen die Beschwerden?	
Wie häufig traten diese Beschwerden ursprünglich auf?	
Bisherige Therapieformen wegen dieser Beschwerden?	
Dadurch Linderung / Besserung erfahren?	[ja / nein]
Andere Beschwerden? (z.B. regelmäßig Kopfschmerzen?	
Welche Medikamente? (nur für Reizmagenprobleme)	
Dadurch Linderung / Besserung erfahren?	[ja / nein]
Zur Zeit noch unter Medikation?	[ja / welche? / nein]
Stress? (+ = pos. / – = neg. Stress)	
Privat	[+++, ++, +,–,– –,– – –]
Beruflich	[+++, ++, +,–,– –,– – –]
Einfluss der Beschwerden auf Ihr Leben allgemein?	[0 keiner bis 10 extrem]
Alkoholkonsum?	[ja / nein]
Häufigkeit	
Menge	
Rauchen?	[ja / nein]
Menge pro Tag?	
Süßwaren?	[ja / nein]
Menge (täglich, mehrmals täglich, ab und zu)	
Vegetarier?	[ja / nein]
Fleischkonsum?	[ja / nein]
Menge (wie oft pro Woche)	
Wird regelmäßig gefrühstückt?	[ja / nein]
Was wird vor allem gefrühstückt?	[Müsli / Brot, Brötchen]
Schlafqualität?	
Regelmäßig Probleme beim Einschlafen?	[ja / nein]
Regelmäßig Probleme beim Durchschlafen?	[ja / nein]
Schlafstunden pro Nacht durchschnittlich?	
Sport?	[ja / nein]
Häufigkeit? (wie oft pro Woche?)	
Kaffeekonsum?	[ja / nein]
Wie viele Tassen täglich?	
Konsum gesüßter Getränke (Cola, Eistee, Säfte)?	[ja / nein]
Häufigkeit (täglich, mehrmals täglich, ab und zu)	
Häufigkeit? (wie oft pro Woche?)	

Wir sind Ihnen für die Eingabe der Daten sehr dankbar und wünschen Ihnen gute Besserung!!!
Ihre Praxis für osteopathische Medizin Tom Gierlichs

Abb. 9.3 Spezifischer Anamnesebogen

9.6 Formular bezüglich der Medikamenteneinnahme

Sehr geehrte TeilnehmerInnen der Universtitätsstudie zur Beeinflussung von Symptomen und Lebensqualität bei PatientInnen mit „Funktioneller Dypepsie“ durch osteopathische Behandlungen, wir bitten Sie höflich, während der gesamten 18 Wochen der Studie möglichst lückenlos alle Medikamente zu notieren, die Sie einnehmen bzw. einnehmen werden. Unter Medikamenten sind sämtliche Arten von Arzneimitteln zu verstehen, die Sie spezifisch für einen gesundheitsfördernden oder beschwerdelindernden Zweck einnehmen. Dies können neben vom Arzt verschriebenen Medikamente auch spezielle Tees und pflanzliche Präparate sein. Bitte verwenden Sie dazu die untenstehende Tabelle (➤ Tab. 9.1).

Tab. 9.1 Formular Medikamenteneinnahme

Medikament?	Für welche Beschwerde?	Zeitpunkt und Dauer der Einnahme?

Mit freundlichen Grüßen

Tom Gierlichs

Abbildungsnachweis

T790 Dr. Paul Moayyedi, BSc (Bristol), MB ChB (Bristol), PhD (Leeds), MRCP, FRCP. Department of Medicine, Health Sciences Centre, McMaster University, Hamilton, Ontario/Kanada.

W920 Reproduced by permission of EuroQol Research Foundation.

FSC
www.fsc.org
MIX
Papier | Fördert gute Waldnutzung
FSC® C083411

Kolibri 360 GmbH
Ferdinand-Jühlke-Straße 7
99095 Erfurt, Deutschland
produktsicherheit@kolibri360.de